गोल्डन ऑवर

दुर्घटना के बाद पहला घण्टा

गोल्डन ऑवर

दुर्घटना के बाद पहला घण्टा

डॉ. विक्रम सिंह

वाणी प्रकाशन

वाणी प्रकाशन

4695, 21-ए, दरियागंज, नयी दिल्ली 110 002

फ़ोन : +91 11 23273167 फ़ैक्स : +91 11 23275710

शाखाएँ

अशोक राजपथ, पटना 800 004, बिहार

कॉफ़ी हाउस कैम्पस, महात्मा गांधी मार्ग, इलाहाबाद 211 001, उत्तर प्रदेश

महात्मा गांधी अन्तरराष्ट्रीय हिन्दी विश्वविद्यालय, वर्धा 442 001, महाराष्ट्र

सुल्तानिया रोड, मोतिया पार्क, भोपाल 462 001, मध्य प्रदेश

www.vaniprakashan.com
marketing@vaniprakashan.in
sales@vaniprakashan.in

GOLDEN HOUR :
DURGHATNA KE BAAD PAHLA GHANTA

by Dr. Vikram Singh

ISBN : 978-81-948736-8-6
Play

प्रथम संस्करण 2020

मूल्य : ₹ 299

शिव शक्ति प्रिंटर्स, दिल्ली-110 095 में मुद्रित

वाणी प्रकाशन का लोगो मक़बूल फ़िदा हुसेन की कूची से

सड़क सुरक्षा का प्रथम पाठ पढ़ाने वाली

आदरणीया माँ स्व. श्रीमती सावित्री देवी

के चरणों में

सादर समर्पित

'गोल्डन ऑवर : दुर्घटना के बाद पहला घण्टा'
प्रस्तुति है यात्रा के उन जीवन मूल्यों की जो जीवन के लिए अस्तित्व में आये और सुखद जीवन के लिए ही कायम है।

'गोल्डन ऑवर : दुर्घटना के बाद पहला घण्टा'
की घटनाओं एवं पात्रों का सम्बन्ध किसी घटना अथवा व्यक्ति विशेष से नहीं है। इनका प्रयोग कथ्य की प्रेष्णीयता के दृष्टिगत ही हुआ है।

–डॉ. विक्रम सिंह

सुरक्षित सफ़र का आश्वासन

सड़क की दुनिया सुरक्षित सफर का आश्वासन बने। इसके लिए बहुत कुछ कहा भी गया, लिखा भी गया। इस क्रम में तत्कालीन सम्भागीय परिवहन अधिकारी, आजमगढ़ डॉ. विक्रम सिंह की कहानी 'पानी के निशान' पढ़ने का अवसर मिला। सड़क दुर्घटना और उसके बाद पीड़ित का अस्पताल जाना और फिर दुनिया से अलविदा हो जाने की खबर, सूचना नहीं जीवन के कड़वे सत्य का साक्षात्कार कराती है। पंचकुला के नाट्य लेखन शिविर में कहानी 'इलाज से पहले' नाटक में रूपान्तरित हो गयी। लेखक द्वारा अपनी कहानी के नाट्य रूपान्तरण की घटना पंचकुला के स्वास्थ्य परिसर में आयोजित नाट्य लेखन शिविर में घटी। यह घटना उस दिन घटी जिस दिन लेखक डॉ. विक्रम सिंह का स्वयं का जन्मदिन था। परिवार से दूर सामूहिक लेखन शिविर में हिस्सा लेने आये डॉ. सिंह का नाट्य संवाद का सृजन हरियाणा में सड़क सुरक्षा अभियान का बीजारोपण कर गया।

यह बात मैं इसलिए कह रहा हूँ क्योंकि बाद में इस लिखे गये नाटक के मंचन ने हरियाणा में सड़क सुरक्षा को नवजागरण की दिशा में एक भाव भूमि प्रदान की। करनाल की तत्कालीन आयुक्त नीलमयी कासनी ने इस नाटक को देखने के बाद राज्य स्तरीय समारोह में मंचन के लिए सुझाव दिया। फिर क्या नाटक से नवजागरण सड़क उपयोगकर्ताओं को जागृत करने का बड़ा अध्याय बन गया। नेशनल स्कूल ऑफ ड्रामा के सानिध्य में पाँच नाट्य लेखन व प्रस्तुति कार्यशालाओं में दो दर्जन से अधिक नाटक लिखे गये एवं मंचित किये गये। कहने का तात्पर्य यह है कि लेखक की अभिव्यक्ति और उसका रचित साहित्य यदि समकालीन प्रश्न के साक्षात्कार की ध्वनि होता है तो वह उसके नवजागरण की आधार भूमि बन जाता है।

डॉ. विक्रम सिंह जी से मेरी पहली मुलाकात वर्ष 2008 में आजमगढ़ पुस्तक मेले में हुई। पुस्तक मेले के मंच पर ऐसा लेखक जो साहित्य के प्रतिबद्ध है, का आना एक आश्वासन की प्राप्ति थी। आपके आजमगढ़ प्रवास/तैनाती के दौरान

राजेन्द्र सिंह, जतिनदास, उर्मिलेश, अली जावेद, बलदेवभाई शर्मा जैसे विद्वानों का हर वर्ष आयोजित होने वाले पुस्तक मेले में आना नयी विचार भूमि प्रदान करता रहा है। इसका सफर 20 वर्ष पूरा हो चुका है इसमें 12 वर्ष से डॉ. विक्रम सिंह साक्षी और गवाह हैं। डॉ. सिंह तबादले के बाद आजमगढ़ कभी नहीं आये परन्तु एक भी पुस्तक मेला ऐसा नहीं रहा जिसमें आये मेहमानों को उनके द्वारा अपने व्यक्तिगत सम्बन्धों से मेहमानों का सफर संयोजन सम्पन्न न कराया गया हो।

दूसरे के दुःख को शब्द के माध्यम से अभियक्त करने की ताकत का जो प्रदर्शन अपने नाटक में डॉ. विक्रम सिंह ने किया है वह नारेबाजी नहीं है, वह जीवन जीने की तमीज देता है। वह सड़क की संस्कृति को बेहतर संस्कृति बनाने के लिए समाज में तार्किक संवाद करता है।

'नाटक इलाज से पहले' का पहला मंचन करनाल और दूसरा मंचन आगरा में सम्पन्न हुआ परन्तु आगरा की जो रोमांचक कथा है उसकी स्मृति आज भी हमारे कानों में गूंजती है। अपने समय के बड़े सवालों से टकराने की जिद्द को जीने के उत्कृष्ट अभिलाषी डॉ. विक्रम सिंह हिन्दी से साहित्य को अभी कई कालजयी रचनाएँ प्राप्त होंगी। 'इलाज से पहले' नये कलेवर में ''गोल्डन ऑवर : दुर्घटना के बाद पहला घण्टा'' नाम से प्रकाशित होने पर डॉक्टर साहब को बहुत-बहुत बधाई।

–राजीव रंजन

सदस्य सड़क सुरक्षा परिषद हरियाणा/
मुख्य जनसंपर्क अधिकारी
सतर्कता विभाग
पंचकुला-हरियाणा

प्रथम प्रस्तुति

नाटक **'गोल्डन ऑवर : दुर्घटना के बाद पहला घण्टा'** के लेखन और मंचन की शुरूआत दिसम्बर 2010 में तब हुई जब मैं 'शुरूआत समिति', करनाल के बुलावे पर 'नाट्य लेखन कार्यशाला' पंचकुला, चण्डीगढ़ गया था। लेखन कार्यशाला में मैं एक ऑब्जर्वर की तरह भले ही गया था परन्तु वहाँ मैं ऑब्जर्वर से अधिक एक प्रशिक्षु था। एक प्रशिक्षु की तरह मैं नाट्य लेखन की बारीकियों को समझने में मैं यह सोचकर लगा रहा कि सीखने का कोई निर्धारित समय नहीं होता बल्कि व्यक्ति हर समय सीखता है। मैं बीसवीं सदी के अन्तिम दशक में यह कार्य तब कर रहा था जब मैं रेडियो नाटक/रूपक एवं स्क्रीन प्ले लिख चुका था और वे प्रकाशित भी हो चुके थे। मगर नाट्य लेखन की बारीकियाँ समझने का अवसर मुझे पहली बार मिला था।

इस कार्यशाला में राष्ट्रीय नाट्य विद्यालय, नयी दिल्ली के प्राध्यापक श्री दिनेश खन्ना एवं हरियाणा, पंजाब और हिमाचल प्रदेश के नाट्य लेखन में सन्नद्ध कई लोगों से मुलाकात हुई। इस नाट्य लेखन कार्यशाला की सहभागिता इस रूप में सदैव मेरी स्मृतियों में बनी रहेगी। इस घटनाक्रम के पार्श्व में मित्र श्री राजीव रंजन का आभार न सिर्फ इस बात के लिए कि उन्होंने इस कार्यशाला में आमंत्रित कर मुझे इस नाटक के लेखन की पृष्ठभूमि प्रदान की बल्कि इसके लिए भी कि इसका प्रथम मंचन भी उन्होंने 'शुरूआत समिति' की अध्यक्षा श्रीमती रीता राय के निर्देशन में न सिर्फ पंचकुला में कराया, बल्कि हरियाणा के कई शहरों/गाँवों और हरियाणा/पंजाब की राजधानी चण्डीगढ़ में भी कराया।

हरियाणा, चण्डीगढ़ में मंचन के बाद इस नाटक का मंचन डॉ. बी.आर. अम्बेदकर विश्वविद्यालय, आगरा में पं. दीनदयाल उपाध्याय ग्राम्य विकास संस्थान के निदेशक डॉ. वेदप्रकाश त्रिपाठी के सानिध्य में हुआ। उक्त मंचन में शहर के गणमान्य रंगकर्मियों एवं इण्डियन प्यूपिल्स थियेटर एसोसिएशन (इप्टा) के अध्यक्ष

डॉ. जितेन्द्र रघुवंशी एवं विश्वविख्यात गायक श्री सुधीर नारायण की गरिमामयी उपस्थिति में सम्पन्न हुआ।

इस प्रस्तुति में नाटक ने न सिर्फ दर्शकों की तालियाँ बटोरी, बल्कि मीडिया की वाहवाही भी अर्जित की। श्री राजीव रंजन और श्रीमती रीता जी इस नाटक की सफल प्रस्तुतियों के लिए बधाई के पात्र हैं। इस नाट्य पुस्तक की टाइपसैटिंग के लिए मित्र श्री गजेन्द्रपाल शर्मा और श्री महेन्द्र शर्मा को धन्यवाद।

इस नाट्य लेखन में प्रयुक्त चिकित्सा विज्ञान के पारिभाषिक शब्दों का सामान्य ज्ञान कराने वाले पूर्व महानिदेशक, चिकित्सा विभाग, उत्तर प्रदेश, डॉ. राजेन्द्र शर्मा और नाट्य प्रस्तुति के मर्मज्ञ श्री अमिताभ आकाश एवं उनके सहयोगी श्री जीशान का धन्यवाद। डॉ. मनोज राठौर एवं डॉ. आभा सिंह के सहयोग के लिए उन्हें कोटिशः धन्यवाद। इस नाट्य लेखन में आगरा की उक्त प्रस्तुति में उपस्थित रहे पूज्य पिताश्री बाबूराम प्रधान जी की प्रेरणा और इस नाटक की सफलता ने हमें इस नाटक के प्रकाशन हेतु प्रेरित किया।

इस नाटक की सबसे बड़ी सफलता ये है कि इसके द्वारा वर्ष 2010 से लगातार जिन जीवन मूल्यों को बचाने का आवाहन किया गया था, उन्हें संरक्षण एवं प्रोत्साहन देने हेतु वर्ष 2016 में भारत सरकार ने नेक इंसान प्राविधान, 2016 (Good Samaritans Provision, 2016) बनाकर घायल की मदद में आगे आने वाले लोगों को न सिर्फ कानूनी सुरक्षा कवच प्रदान किया गया है, बल्कि प्रोत्साहन पुरस्कारों का भी प्राविधान किया गया है। भारत सरकार की इस व्यवस्था से जहाँ नेक इंसानों की संख्या बढ़ेगी वहीं मार्ग दुर्घटना में घायलों के बचाव हेतु **'गोल्डन ऑवर : दुर्घटना के बाद पहला घण्टा'** में दुर्घटना स्थल से अस्पताल तक पहुँचाने वाले लोग आगे आ सकेंगे और घायलों के जीवन की रक्षा भी हो सकेगी।

–डॉ. विक्रम सिंह

अलार्म ऑफ होने तक

विज्ञान एक अच्छा सेवक है लेकिन स्वामी के रूप में उसकी ख्याति अच्छी नहीं है। आज हम विज्ञान के उसी मुकाम पर पहुँच गये हैं जहाँ से उसकी ये कुख्याति ठीक से दिखायी देने लगती है। ये मुकाम वह है जहाँ इन्सान स्वयं एक मशीन बन चुका है। मशीन बन जाने के कारण उसकी संवेदना गहरी नींद में सो गयी है। जिन संवेदनाओं ने उसे अन्य जीवों से अलग कर एक संवेदनशील उत्कृष्ट प्राणी बनाया था। उन संवेदनाओं की निष्क्रियता के कारण जीवन के सामने तरह-तरह की चुनौतियाँ खड़ी हो गयी हैं। इसीलिए इन्सान की सोयी संवेदना को जगाने वाले नुस्खों की तलाश में कलम कभी कविता, कभी नाटक, कभी कहानी, कभी उपन्यास की दुन्दुभी बजाकर उसे जगाने का प्रयास कर रही है।

वस्तुतः यात्रा जीवन की ऐसी अनिवार्य साधना है जिसके बिना अन्तिम पड़ाव तक पहुँचना संभव नहीं है। जीवन की शुरूआत प्रकृति के जिस आँगन में हुई वहाँ भयावह जंगल, दुर्गम पहाड़ियाँ और अथाह सागर थे। अपनी जिजीविषा और अदम्य साहस के कारण वह इन सबके पार जाकर दुनिया से परिचित होना चाहता था। उसकी जिजीविषा को जब पहिए का पाँव मिल गया फिर तो वह नक्षत्रों के पार भी जाने की सोचने लगा। जेम्सवाट, जार्ज स्टीवेन्सन, राइट ब्रदर्स, राबर्ट फुल्टन और कार्लवेन्ज ने अपने-अपने आविष्कारों से उसे ऐसे साधन उपलब्ध करा दिये जिन्होंने आदिकाल से संजोए गये उसके सपने साकार करा दिये। इसीलिए यात्रा मानव सभ्यता के इतिहास का वह महत्त्वपूर्ण पृष्ठ है जिसे पढ़े बिना मानव सभ्यता के विकास को समझना मुश्किल है।

आदिम युग में अपनी भूख-प्यास और अन्य आवश्यकताओं की पूर्ति के लिए मानव को लम्बी-लम्बी यात्राएँ करनी पड़ती थीं। इन यात्राओं से ही उसे सौन्दर्य बोध और ज्ञान की प्राप्ति हुई थी, यात्रा के महत्त्व को समझते हुए ही संस्कृत मनीषियों ने 'चरैवेति चरैवेति' (चलते रहो, चलते रहो) कहा था। उनके द्वारा ऐसा कहने के पीछे यही उद्देश्य था कि चलते रहने से जीवनोपयोगी नयी-नयी

खोजें संभव होंगी और बेहतर जीवन की संभावनाएँ बढ़ेंगी। महापंडित राहुल सांकृत्यायन ने तो यहाँ तक कहा है कि यदि आदिम मनुष्य नदी या तालाब के किनारे गर्म मुल्क में पड़े रहते तो दुनिया को वे आगे नहीं ले जा पाते। अगर घुमक्कड़ों के काफिले इधर-उधर न आते-जाते तो सुस्त मानव जातियाँ सो जातीं और फिर पशु से ऊपर न उठ पातीं। भगवान बुद्ध, महावीर स्वामी, ईशा मसीह और पैगम्बर मोहम्मद साहब अगर लम्बी-लम्बी यात्राएँ न करते तो करुणा, दया और सहानुभूति के संदेश जन-जन तक नहीं पहुँच पाते।

यात्रा की इस अनिवार्यता और महत्त्व के कारण ही मनुष्य ने यात्रा को सुगम बनाने के लिए बैलगाड़ी से लेकर वायुयान तक का आविष्कार किया। तेजगति के इन आविष्कारों से दूरियाँ सिकुड़ गयीं और धीरे-धीरे सारा संसार एक गाँव के रूप में परिवर्तित हो गया। कोलम्बस और वास्कोडिगामा पानी में यात्रा के ऐसे नायक हैं जिन्होंने समुद्र की लहरों को पार कर धरती के विभिन्न भूखण्डों को जोड़ दिया।

यात्रा के विभिन्न आविष्कारों में मोटरगाड़ी का आविष्कार पिछली सदी में ही संभव हो पाया, लेकिन मोटरगाड़ी का आविष्कार अन्य आविष्कारों की तुलना में सबसे अधिक लोकप्रिय हुआ। आज इनकी संख्या को देखते हुए सड़कें कम पड़ने लगीं। इनकी लोकप्रियता का कारण इनकी सर्वत्र पहुँच और यात्रा का सस्ता होना था। इससे रोजगार के अवसर बढ़े और अर्थव्यवस्था को गति मिली। तेजगति के इन साधनों के कारण ही राष्ट्रीय राज्य की अवधारणा को भी आकार मिला।

भौगोलिक रूप से बिखरे प्रत्येक स्थान को एक दूसरे से जोड़ने के अतिरिक्त सामाजिक जुड़ाव का भी कार्य तेज गति वाले वाहनों द्वारा किया गया। गाँव में जो लोग जातीय भेदभाव आदि के कारण आपस में साथ-साथ नहीं बैठ सकते थे वे एक सीट पर साथ-साथ बैठकर एक दूसरे के और करीब आ गये। सामाजिक रूप से बिखरे लोग एक-दूसरे के साथ जुड़ने लगे। इसी तरह स्थानीय उत्पादों को रातों-रात देश के दूसरे स्थानों पर पहुँचाने और संकट के समय सहायता पहुँचाने में इन मोटरयानों की भूमिका महत्त्वपूर्ण हो गयी। भौगोलिक रूप से बिखरे हुए स्थान इनके कारण एक-दूसरे के साथ जुड़ गये और एक राष्ट्र का अहसास कराने लगे। अब आज के जीवन में तो हम परिवहन के इन साधनों के बिना जीवन के बारे में सोच भी नहीं सकते।

वस्तुतः आधुनिक जीवन का आधार पहिया है। इसीलिए कहा जाता है कि आधुनिक काल पहियों पर सवार होकर अवतरित हुआ था। समय बीतता गया,

यातायात के साधनों की माँग बढ़ती गयी। आज परिवहन के इन साधनों के लिए सड़कें कम पड़ रही हैं। आगे निकल जाने की होड़ ने निरन्तर गति बढ़ाकर दूरियाँ तो कम कर दीं, लेकिन जीवन के समक्ष खतरे बहुत बढ़ा दिये। घातक बीमारियों और युद्धों में मरने वालों की तुलना में मार्ग दुर्घटनाओं में मरने वालों की संख्या कई गुना अधिक हो गयी।

मार्ग दुर्घटना के रूप में जीवन के समक्ष उपस्थित हुए इस संकट से मुक्ति हेतु किये गये चिन्तन ने कुछ ऐसे तथ्यों को उद्घाटित किया है जो यह बताते हैं कि दुर्घटना के मनोविज्ञान ने नये समाज के खोखलेपन को उघाड़ दिया है। जहाँ घायल को बचाने के लिए अपने माँस को देने वालों के किस्सों की भरमार थी, वहाँ घायल को बचाने की बजाय बचकर निकल जाने की प्रवृत्ति इस हद तक बढ़ गयी कि भीड़ में भी अकेलेपन का अहसास होने लगा है।

सभ्यता के इस नये परिदृश्य में जहाँ हम सभ्यता के विकास का बखान कर रहे हैं वहीं अपने चारों ओर दम तोड़ती संवेदनाओं को देखकर भी तटस्थ खड़े हैं। दुर्घटना मनोविज्ञान का यह दृश्य उस समाज का है जो अपने काल की वैज्ञानिक उपलब्धियों पर गर्व करता है। दुर्घटना का ये मनोविज्ञान हमें एक-एक कर अपना ग्रास बनाता रहेगा और एक दिन हमारी सभ्यता समाप्ति के अन्तिम बिन्दु पर खड़ी होकर निहार रही होगी, उस प्रयास की ओर जो दुर्घटना घटने के लिए जिम्मेदार परिस्थितियों और गोल्डन ऑवर अर्थात दुर्घटना के बाद पहले घण्टे में घायल को अस्पताल तक पहुँचाने के लिए किया गया होगा। **'गोल्डन ऑवर : दुर्घटना के बाद पहला घण्टा'** एक ऐसा ही साहित्यिक प्रयास है जो सड़क दुर्घटना में घायल को बचाने की बजाय बचकर निकल जाने की बढ़ती प्रवृत्ति को रोकने और गहरी नींद में सोयी मानवीय संवेदनाओं को जगाने हेतु अलार्म बजाने का प्रयास करता है।

–डॉ. विक्रम सिंह

ओ-2 लॉयर्स कॉलोनी

आगरा-282005

पात्र

1. सूत्रधार
2. घायल
3. पहला आदमी
4. दूसरा आदमी
5. तीसरा आदमी
6. चौथा आदमी
7. पाँचवाँ आदमी
8. छठवाँ आदमी
9. सातवाँ आदमी
10. आठवाँ आदमी
11. नौवाँ आदमी
12. जीप वाला
13. सन्तरी
14. ट्रैफिक सिपाही 1, 2
15. सारजेंट
16. हमराह
17. वायरलैस ऑपरेटर
18. कोतवाल
19. दीवान जी
20. डॉक्टर
21. नर्स-1
22. नर्स-2
23. स्टेचर ब्यॉय
24. चौकी का सिपाही-1
25. चौकी का सिपाही-2
26. ब्लड बैंक की रिसेप्शनिस्ट
27. पार्टी कार्यकर्ता
28. वकील
29. व्यापारी
30. विद्यार्थी
31. किसान
32. दबंग
33. एल.एस.
34. हॉकर
35. कुलपति
36. प्रधानाचार्य
37. उप-प्रधानाचार्य
38. विद्यार्थी 1, 2, 3, 4, 5, 6
39. उद्घोषक
40. गृह सचिव
41. निदेशक
42. प्रशिक्षु 1, 2, 3, 4, 5, 6
43. संवाददाता
44. जीप वाला
45. परिवहन कर्मी
46. कोतवाल की पत्नी
47. कोतवाल की बहू
48. कोतवाल की बेटी
49. उम्मेद

अनुक्रम

अंक-प्रथम

दृश्य-1

प्रस्तुति

स्थान - सभागार
समय - प्रातः 8:00 बजे

सूत्रधार - यों तो हमारी तहजीब को सलाम करती सदियाँ गुजर गयीं, लेकिन अब जिस मूल्यहीनता ने हमें घेर लिया है, उसने हमारे जीवन के समक्ष नयी मुश्किलें पैदा कर दी हैं। दूसरे की जिन्दगी बचाने के लिए अपनी जिन्दगी को खतरे में डालकर भी दूसरों की मदद करने वालों की मिसालों से भरी हमारी तहजीब आज एक ऐसे दौर से गुजर रही है, जिसमें घायल को बचाने की बजाय बचकर निकल जाने की प्रवृत्ति आम हो गयी है।

अमानवीयता की इस प्रवृत्ति ने हमारे वक्त की आँखों को शर्मसार कर दिया है, लेकिन वक्त की आँखों से जब आँसू बहते हैं, तो वे एक नयी तहजीब को जन्म देते हैं; क्योंकि आँसू पवित्र होते हैं। उनमें घुली करुणा, दया और सहानुभूति; भावों की ऊष्मा उत्पन्न करती है। भावों की ऊष्मा से निर्मित भाप मूल्यहीनता को पिघलाकर उड़ा देती है। मूल्यों में बदलाव की तब ऐसी संस्कृति स्थापित होती है जो जीवन को सार्थकता प्रदान करती है।

'गोल्डन ऑवर : दुर्घटना के बाद पहला घण्टा' आपदा मनोविज्ञान पर आधारित एक ऐसा साहित्यिक प्रयास है जो घायल को गोल्डन ऑवर में अस्पताल तक पहुँचाने और पहुँचने पर प्रक्रियागत कारणों से इलाज प्रारम्भ होने में विलम्ब की पृष्ठभूमि में तमाम ऐसे प्रश्नों से टकराता है जिनके कारण घायल को गोल्डन ऑवर में उपचार नहीं मिल पाता है।

समय रहते उपचार न मिल पाने से जीवन के समक्ष जो मुश्किलें पैदा होती हैं वह मानवता के नैतिक पक्ष को विधिक औपचारिकताओं से पहले रखे जाने की माँग करती है। इस दृष्टि से जो विधिक बदलाव हुए हैं उन्हें जनसामान्य से परिचित कराने का दायित्व निवर्हन भी करता है हमारा **'गोल्डन ऑवर : दुर्घटना के बाद पहला घण्टा'**।

(मंच पर एक पल के लिए अंधेरा)

(पर्दा गिर जाता है।)

दृश्य-2

पी.ओ.पी.

स्थान - सभागार

समय - प्रातः 8:30 बजे

पात्र

1. गृहमंत्री, 2. गृह सचिव, 3.महानिदेशक, 4. निदेशक, 5. उपनिदेशक, 6. उद्घोषक, 7. प्रशिक्षु 1,2,3,4,5,6,7,8,9,10

(पुलिस प्रशिक्षण अकादमी के दीक्षांत समारोह (पासिंग आउट परेड) समारोह में प्रशिक्षु आपस में बातें करते हैं।)

प्रशिक्षु 1 : अब खेलकूद और मटरगस्ती खत्म। कल पासिंग आउट परेड (पी.ओ.पी.) के बाद पद से सम्बन्धित दायित्वों को निभाने की जिम्मेदारी का दौर शुरु।

प्रशिक्षु 4 : कल से उस्ताद जिन्हें हम सेल्यूट करते थे अब वह हमें सेल्यूट किया करेंगे।

प्रशिक्षु 5 : पद की बात अलग है लेकिन व्यक्तिगत रूप से वह सम्मान के काबिल हैं।

प्रशिक्षु 4 : यह व्यवस्था है इसमें व्यक्ति नहीं पद का स्तर चलता है।

प्रशिक्षु 2 : कल से हम जिम्मेदारियों के बढ़ते बोझ से दब जायेंगे।

प्रशिक्षु 3 : आज के बाद हम समाज के असली चेहरे से रूबरू होंगे। तरह-तरह के नकाबों के अन्दर छुपे अमानवीय कृत्यों में लिप्त लोगों को बेनकाब करने में हमें अपनी नींद खराब करनी पड़ेगी।

(मुख्य अतिथि का आगमन। सभी खड़े हो जाते हैं और मुख्य अतिथि के बैठते ही सभी अपनी-अपनी सीट पर बैठ जाते हैं।)

उद्घोषक : इस सभागार में उपस्थित माननीय मुख्य अतिथि, वरिष्ठ अधिकारीगण और प्रशिक्षु साथियो! आज माननीय गृहमंत्री जी, माननीय गृह सचिव महोदय एवं माननीय पुलिस महानिदेशक को अपने बीच पाकर हम अभिभूत हैं। उनका स्वागत करने हेतु अकादमी निदेशक महोदय से अनुरोध है कि वह उन्हें बुके भेंट कर स्वागत करें।

(निदेशक मुख्य अतिथि माननीय गृहमंत्री जी, माननीय गृह सचिव महोदय एवं माननीय पुलिस महानिदेशक को बुके भेंट कर स्वागत करते हैं।)

उद्घोषक : यहाँ मैं अकादमी निदेशक महोदय से अनुरोध करता हूँ कि वह इस अवसर पर स्वागत उद्बोधन करने का कष्ट करें।

निदेशक : माननीय गृहमंत्री जी, माननीय गृह सचिव जी, माननीय डी.जी.पी. सर आपने अकादमी के इस कार्यक्रम में पधार कर हमें कृतार्थ किया है। अकादमी और प्रशिक्षु इसके लिए सदैव आपके आभारी रहेंगे। आपके आगमन से हमारे प्रशिक्षु जो कल से पुलिस अधिकारी के रूप में आपके संदेश को अपने-अपने जीवन में उतारते हुए कानून का राज स्थापित करने का दायित्व संभालेंगे; उन्हें आपके मार्ग-दर्शन की महती आवश्यकता है। आपके माध्यम से इन्हें सरकार का संदेश प्राप्त होगा। इसलिये इस मौके पर मैं आपसे अनुरोध करता हूँ कि कृपया उनका मार्गदर्शन करने का कष्ट करें। इस क्रम में सर्वप्रथम माननीय पुलिस महानिदेशक (डी.जी.पी.) सर से अनुरोध है कि वह उद्बोधन कर हमारा मार्ग दर्शन करने का कष्ट करें।

डी.जी.पी. : साथियो! राज्य को धरती पर ईश्वर के अवतरण के रूप में माना गया है। राज्य के अंगों के रूप में भौगोलिक क्षेत्र, जनता और सरकार को माना गया है। सरकार के रूप में कार्य करता है हमारा प्रशासन तन्त्र, जो राज्य

के दण्ड (डन्डा) के रूप में कानून व्यवस्था को स्थापित करता है। यदि राज्य का ये दण्ड ठीक से कार्य करता है तो राज्य में कानून व्यवस्था कायम रहती है अन्यथा गरीब, अपाहिज और कमजोर को स्वतंत्र जीवन जीना मुश्किल हो जाय।

— अन्तराल —

इस प्रकार राज्य के सर्वाधिक महत्त्वपूर्ण दायित्व कानून व्यवस्था को कायम रखने में आपकी भूमिका अत्यन्त महत्त्वपूर्ण है। इस भूमिका को निभाने में आपके समक्ष तरह-तरह के दवाब और प्रलोभन आयेंगे, लेकिन आपको हमारे प्रजातांत्रिक राज्य की संवैधानिक व्यवस्था के अनुरूप कार्य करते हुए अपने दायित्वों की बैस्ट पोसिबल डिलीवरी देनी है। आप इस चैलेन्ज भरे जॉब में कामयाब हों, इसके लिए हमारी शुभकामनाएँ।

उद्घोषक : अब मेरा अनुरोध माननीय गृह सचिव महोदय से है कि वह अपने उदबोधन से हमें अनुग्रहीत करने का कष्ट करें।

गृह सचिव : आज इस मौके पर ये जान लेना भी आवश्यक है कि राज्य अब अपने नकारात्मक पायदान से ऊपर उठकर सकारात्मक या यों कहें कि राज्य की विकासवादी अवधारणा को ग्रहण कर चुका है। अतः इसका दायित्व मात्र अब अपने नागरिकों की असामाजिक तत्वों से जीवन, स्वतंत्रता और सम्पत्ति की रक्षा करना मात्र नहीं है, बल्कि उनके विकास में बाधक हर बाधा को दूर करना है, ताकि किसी की स्वतंत्रता का हनन किसी और के द्वारा न होने पाये और विकास का पूर्ण अवसर प्राप्त हो सके।

— अन्तराल —

इस क्रम में ये जान लेना भी आवश्यक है कि आजकल अपराध, युद्ध और बीमारियों से भी अधिक मौतें सड़क दुर्घटनाओं में हो रही हैं और जीवन रक्षा का दायित्व हमारा है। अतः हमें इस चुनौती को स्वीकार कर घायलों की जान बचाने के लिए समय से अस्पताल पहुँचाने में आवश्यक सहायता प्रदान कर अपनी सेवाओं की बैस्ट

पौसीबल डिलीवरी देनी है। इसके लिए आपको राज्य के एक कार्मिक होने के साथ-साथ समाज के एक जिम्मेदार नागरिक की तरह पेश आना है। राज्य एवं समाज के प्रति अपनी नैतिक जिम्मेदारियों का निर्वहन करना है। इसके लिए अपने अन्दर के इंसान को जागरूक रखना है, ताकि आपके अन्दर अवस्थित करुणा, दया, सहानुभूति को भी प्रदर्शित होने का अवसर मिल सके। यदि आप ऐसा करेंगे, तो निश्चित रूप से आप राज्य के मकसद को पूरा करने में कामयाब होंगे।

(करतल ध्वनि)

उद्घोषक : अब मैं आमंत्रित करता हूँ माननीय गृहमंत्री जी को कि वह कृपया अपने उद्बोधन से हमें कृतार्थ करने का कष्ट करें।

गृहमंत्री : आज सबसे महत्त्वपूर्ण बात ये है कि हमें जीवन रक्षा के साथ-साथ जीवन मूल्यों की रक्षा करने में भी अपनी महत्त्वपूर्ण भूमिका का निर्वाह करना है। जीवन मूल्य पूर्वजों द्वारा पोषित वह आदर्श हैं, जिन्हें विकसित करने के लिए बड़े-बड़े त्याग और बलिदान किये गये हैं। उदाहरण के तौर पर दूसरों के जीवन की रक्षा के लिए त्याग और बलिदानपूर्ण कार्य करना। जो जीवन मूल्य अर्थात आदर्श हमारी पिछली पीढ़ियों ने हमारे लिए छोड़े हैं, उन्हें अगली पीढ़ी के लिए हमें भी सुरक्षित छोड़ना है। इस दिशा में हमें भी कुछ ऐसे प्रतिमान स्थापित करने हैं जो आदर्श के रूप में स्थापित हो सकें। हम जिन आदर्शों की अपेक्षा समाज से करते हैं समाज भी उन आदर्शों की अपेक्षा हमसे करता है।

— अन्तराल —

राजदण्ड का उद्देश्य राज्य में न्याय भावना की रक्षा और उसका विकास करना है। इसके लिए यह सुनिश्चित किया जाना जरूरी है कि गुनहगार बचे नहीं और बेगुनाह फँसे नहीं। राज्य का नैतिक पक्ष आपसे यह भी अपेक्षा करता है कि जरूरतमन्द लोगों; जिनमें बच्चे, महिलाएँ, वृद्ध, अपाहिज और घायल आते हैं, उनकी राज्य के रूप में आप मदद करें, ताकि कल्याणकारी राज्य (वेलफेयर स्टेट)

की अवधारणा को कार्यरूप में परिणित करने में हम राज्य की अपेक्षाओं पर खरे उतर सकें।

(करतल ध्वनि)

उद्घोषक : मैं माननीय डी.जी.पी. सर से पुनः अनुरोध करता हूँ कि वह हमारे प्रशिक्षुओं को पद से सम्बन्धित शपथ दिलाने की कृपा करें। शपथ माननीय डी.जी.पी. द्वारा पढ़ी जायेगी और प्रशिक्षुगण अपना दायाँ हाथ आगे कर शपथ लेंगे।

डी.जी.पी. : मैं (प्रशिक्षु अपना-अपना नाम पढ़ेंगे) शपथ लेता हूँ तथा सत्यनिष्ठा से प्रतिज्ञा करता हूँ कि मैं भारत और विधि द्वारा स्थापित भारत के संविधान के प्रति श्रद्धा और सच्ची निष्ठा रखूँगा और मैं भारत की प्रभुता और अखण्डता अक्षुण्ण रखूँगा तथा अपने पद से सम्बन्धित कर्तव्यों का राष्ट्रभक्ति, ईमानदारी और निष्पक्षता से पालन करूँगा। ईश्वर हमारी सहायता करें।

(करतल ध्वनि)

उद्घोषक : धन्यवाद ज्ञापन हेतु मैं उप-निदेशक महोदय को आमंत्रित करता हूँ।

उपनिदेशक : साथियो! माननीय अतिथिगण ने जो बातें अभी हम सब लोगों के बीच कही हैं, वे अनमोल हैं। हम सब अगर अपने-अपने जीवन में उन्हें उतार लें, तो हमारी प्रजातांत्रिक राज्य व्यवस्था एक आदर्श व्यवस्था के रूप में स्थापित हो जाये। इस कार्यक्रम में पधार कर समय देने के लिए मुख्य अतिथि महोदय के साथ-साथ अन्य सभी माननीय अतिथियों का अपनी ओर से और अकादमी की ओर से आभार और धन्यवाद ज्ञापित करता हूँ।

(मंच से अतिथियों के प्रस्थान के साथ ही प्रशिक्षु अपनी-अपनी टोपी (कैप) उछालकर एक दूसरे को बधाई देते हैं।)

(पर्दा गिर जाता है।)

दृश्य-3

प्रतिबिम्ब

स्थान - चौराहा

समय - प्रातः 9:30 बजे

पात्र

1. टी.पी. सिपाही, 2. टी.पी. सिपाही-1, 3. टी.पी. सिपाही-2, 4. किसान 5. पार्टी कार्यकर्ता, 6. विद्यार्थी, 7. हॉकर का भाई, 8. वकील, 9. एल एसत, 10. दबंग, 11. सारजेंट 12. व्यापारी 13. बच्चा

(ट्रैफिक पुलिस का सिपाही चौराहे पर बीच में खड़ा है। वह बारी-बारी से चारों तरफ का ट्रैफिक निकाल रहा है। साइड में सारजेंट खड़ा है। मंच के पार्श्व से मोटरसाइकिल, कार के निकलने तथा उनके हार्न बजने की आवाजें आ रही हैं।)

टी.पी. सिपाही : (ट्रैफिक लाइट के ग्रीन होते ही सीटी बजाकर ट्रैफिक सिपाही रैड लाइट के रूट पर विपरीत दिशा से आने वाली वाहन की लाइनों को हाथ से रोकने का संकेत देता है और ग्रीन लाइट के इन्तजार में खड़ी दोनों ओर की लाइनों को चौराहा पार करने हेतु हाथ से संकेत देता है।)

टी.पी. सिपाही 1 : (पार्टी कार्यकर्ता को लेकर सारजेंट के पास आता है।) सर! इसने ट्रैफिक लाइट जम्प की है।

सारजेंट : (पार्टी कार्यकर्ता की ओर मुखातिब होकर) क्या दिखाई नहीं देता? ट्रैफिक सिपाही रोक रहा है। आप कूद रहे हैं।

पार्टी कार्यकर्ता : (मखौल उड़ाने की मुद्रा में) हम कूद कहाँ रहे हैं? हम तो धीरे-धीरे देखभाल कर जा रहे थे। थोड़ी जल्दी थी।

सारजेंट : आपने ट्रैफिक रूल तोड़ा है। गाड़ी के कागज दिखाओ। चालान कटेगा।

पार्टी कार्यकर्ता : कागज; (सिर हिलाते हुए) पार्टी कार्यालय में हैं।

सारजेंट : कागज तो गाड़ी में होने चाहिए।

पार्टी कार्यकर्ता : वो क्या है कि; गाड़ी में खोने का डर रहता है।

सारजेंट : तो गाड़ी का चालान होगा।

पार्टी कार्यकर्ता : (सिर ऊपर से नीचे की ओर झटकते हुए) हमारी गाड़ी का चालान होगा। लगता है नये आये हैं।

सारजेंट : हम नये आये हैं या पुराने इससे कोई मतलब नहीं। हम जो कर रहे हैं वह आपकी सुरक्षा के लिए कर रहे हैं। अगर सब लोग अपनी-अपनी तरह से चलेंगे तो ट्रैफिक व्यवस्था तो चरमराएगी ही, ऊपर से दुर्घटना भी हो जायेगी। किसी को चोट आयेगी और कोई जान से हाथ धो बैठेगा।

पार्टी कार्यकर्ता : (सिर हिलाते हुए) तो...तो, आप व्यवस्था बनाने आये हैं। हम 'डन्डा पार्टी' के कार्यकर्ता हैं। आप; हमको बेइज्जत कर रहे हैं, वह भी सरेआम चौराहे पर। ठीक है हम भी देखते हैं आपको।

सारजेंट : देखना बाद में; फिलहाल ये चालान ले जाओ। कागज लाकर दिखा दोगे तो कम्पाउन्ड कर देंगे।

पार्टी कार्यकर्ता : (आवेश में) आप हमको बेइज्जत करने पर तुले हैं। (चालान की प्रति लेते हुए) हम भी आपको छोड़ेंगे नहीं। ठीक है हम अभी कागज लाते हैं (कहते हुए तेजी से प्रस्थान करता है।)

टी.पी. सिपाही : (सीटी बजाते हुए एक तरफ से ट्रैफिक को रोककर दूसरी तरफ का ट्रैफिक चालू करते हुए)।

टी.पी. सिपाही 2 : (विद्यार्थी को सारजेंट की ओर ले जाते हुए) सर! इसने कान में ईयरफोन लगा रखा है और हेलमेट नहीं पहना है।

सारजेंट : (बाइक के कागज माँगते हुए) आपने कान में ईयरफोन लगाया हुआ है और हेलमेट भी नहीं पहना है। चालान होगा।

विद्यार्थी : अंकल, (सिर हिलाते हुए याचक की तरह) इंटरव्यू है। जल्दी है। अंकल प्लीज; लेट होने पर छूट जायेगा।

सारजेंट : सबको जल्दी है, मगर समय से कोई नहीं चलता।

विद्यार्थी : अंकल प्लीज; इंटरव्यू छूट जायेगा।

सारजेंट : कहाँ है इंटरव्यू?

विद्यार्थी : हेलमेट बनाने वाली कम्पनी में।

सारजेंट : तो भी हेलमेट नहीं पहना। हेलमेट चालान से बचने के लिए नहीं, बल्कि सिर बचाने के लिए होता है।

विद्यार्थी : अंकल, प्लीज आज मॉफ कर दीजिए। भविष्य में ऐसी गलती नहीं करूँगा।

सारजेंट : हिदायत देकर .... आज इंटरव्यू है तो जाइए लेकिन आइन्दा गाड़ी के पेपर अवश्य रखें और हेलमेट पहनकर ही बाइक चलायें। कान में ईयरफोन लगाकर बिल्कुल भी न चलें।

टी.पी. सिपाही : (सीटी बजाते हुए एक तरफ से ट्रैफिक को रोककर दूसरी तरफ का ट्रैफिक चालू करते हुए)

टी.पी. सिपाही 1 : (काला कोट पहने वकील को सारजेंट के पास लाता है और सारजेंट से कहता है) सर! ये फोन पर बात करते हुए बाइक चला रहे थे।

सारजेंट : (वकील से) आपने हेलमेट नहीं पहना है। आप मोबाइल पर बात करते हुए बाइक चला रहे थे। (सिर हिलाते हुए) गाड़ी के पेपर दिखाइये।

वकील : वकील को बेइज्जत करने में आपको ज्यादा मजा आता है। लगता है वकीलों से आपकी कोई पुरानी दुश्मनी है।

सारजेंट : आप तो कानून के व्यक्ति हैं वकील साहब। कानून का पालन आप नहीं करेंगे तो कौन करेगा?

वकील : हम समझ गये आपको वकीलों से ही नफरत है।

सारजेंट : गाड़ी के कागज दिखाइए।

वकील : (सिर ऊपर नीचे करते हुए) चालान करोगे? कोई बात नहीं। कोर्ट में हम हैं। हम कोर्ट में आपको बतायेंगे, वकील क्या होता है। ठीक है आप चालान कर दो।

सारजेंट : वकील को चालान पकड़ा देता है (चालान लेकर तेजी से वकील प्रस्थान करता है।)

टी.पी. सिपाही : (सीटी बजाते हुए एक तरफ से ट्रैफिक को रोककर दूसरी तरफ का ट्रैफिक चालू करते हुए)

टी.पी. सिपाही 2 - (व्यापारी को लेकर सारजेंट के पास आता है और सारजेंट से कहता है) सर! इन्होंने सीट बैल्ट नहीं बाँधी है।

सारजेंट : (गाड़ी के कागज माँगते हुए) आपने सीट बेल्ट नहीं बाँधी। कागज दिखाइये। लाइसेन्स लाइए। चालान होगा।

व्यापारी - आप हमें चौराहे पर बेइज्जत करने के लिए रोक रहे हैं।

सारजेंट : (हाथ हिलाते हुए) कागज?

व्यापारी - मैं व्यापारियों का अध्यक्ष हूँ। अगर आप हमारा शोषण कर सकते हैं तो आम जनता का क्या होगा। मैं अभी बुलाता हूँ अपने पदाधिकारियों को। (फोन मिलाते हुए) ठीक है तुम डाल-डाल तो हम पात-पात। हमें सब मालूम है आप क्या-क्या करते हैं। देखिए हम लोहे के व्यापारी हैं। सुनार की सौ लुहार की एक।

सारजेंट : सेठ जी! आप गलत समझ रहे हैं। सीट बैल्ट आपकी सुरक्षा के लिए है। हम तो कानून का पालन कराने के लिए हैं। हमारा कोई व्यक्तिगत हित नहीं है। फिलहाल ये चालान ले जाइए।

व्यापारी : अब आप नहीं मानोगे तो दो। हमारा परमानेंट वकील है।

टी.पी. सिपाही : (सीटी बजाते हुए एक तरफ से ट्रैफिक को रोककर दूसरी ओर का ट्रैफिक पास करते हुए।)

टी.पी. सिपाही 1 : (जुगाड़ के चालक को सारजेंट के समक्ष पेश करते हुए) सर ये जुगाड़ लेकर भाग रहा था। ट्रैफिक लाइट जम्प की है इसने।

सारजेंट : (सिर हिलाते हुए) जुगाड़; ट्रैफिक लाइट जम्प। कानून की कोई परवाह नहीं। कागज लाइए।

किसान : (मुँह बनाते हुए) कागज.......। जुगाड़ के कागज कहाँ होते हैं साहब। हम 'किसान लोग' के अध्यक्ष हैं। हमें जाने दो।

सारजेंट : नहीं; चालान होगा।

किसान : सीधे हमें जाने दो; नहीं तो हम कोल्हू गाढ़ देंगे तुम्हारे आफिस में। (खिल्ली उड़ाते हुए) और तुम्हें गन्ने का रस पिलाएँगे। हुक्का भी पिलाएँगे दम लगाके।

टी.पी. सिपाही 1 : साहब ड्राईवर का लाइसेन्स है। उसी पर चालान करके जाने दें।

सारजेंट : चालान पकड़ा देता है।

टी.पी. सिपाही : (सीटी बजाते हुए एक तरफ का ट्रैफिक रोककर दूसरी ओर का ट्रैफिक चालू करने का संकेत करते हुए)

टी.पी. सिपाही 2 : (हॉकर के भाई को सारजेंट के समक्ष लाते हुए सारजेंट से) सर! बाइक पर ये तीन जा रहे थे और हेलमेट पहने नहीं।

सारजेंट : आपने हेलमेट नहीं पहना है और बाइक पर तीन लोग बैठे हैं। चालान होगा।

हॉकर का भाई : (धीरे से) मैं प्रेस रिपोर्टर फलाँ-फलाँ का भाई हूँ। हमें तंग करोगे तो हम भी तंग करवा देंगे आपको। हमें जल्दी है और आप हमें रोक रहे हैं।

सारजेंट : गाड़ी के कागज दिखाइए।

हॉकर का भाई : कागज ....; भैया की बाइक है। हमें मालूम नहीं कागज कहाँ हैं? देखा नहीं इस पर प्रेस लिखा है।

सारजेंट : चालान पकड़ाते हुए। चालान ले जाओ, कागज दिखा दोगे तो कम्पाउन्ड कर देंगे।

टी.पी. सिपाही : (सीटी बजाकर एक तरफ का ट्रैफिक रोककर दूसरी ओर का ट्रैफिक चालू करने का संकेत करते हुए)

टी.पी. सिपाही 1 : सर! (अपने बायें हाथ से पकड़े हुए व्यक्ति की ओर इशारा करते हुए) इसके पास लाइसेन्स नहीं है।

एल.एस. : दरोगा जी हम एल.एस. हैं। हमारे सम्बन्ध बड़े-बड़े नेताओं से है। हम ट्रांसफर पोस्टिंग भी करवा देते हैं। एक बार हमारी सेवाएँ ले कर तो देखो।

सारजेंट : ये एल.एस. क्या होता है

एल.एस. : लो; अब कर लो बात। आर.टी.ओ. आफिस वाले तो सब जानते हैं हमें। वह क्या है साहब! सबको सुनने वाले चाहिए। हम सुनने वाले जुटाते हैं। एल.एस. का मतलब है लिस्नर सप्लायर।

सारजेंट : (मुस्कराकर चालान पकड़ाते हुए) ट्रैफिक लाइन में लाइसेन्स दिखाकर कम्पाउन्ड करा लेना।

टी.पी. सिपाही : (सीटी बजाते हुए एक तरफ का ट्रैफिक रोककर दूसरी ओर का ट्रैफिक चालू करने का संकेत करते हुए।)

टी.पी. सिपाही 1 : (एक व्यक्ति और एक बच्चे को सारजेंट के समक्ष लाते हुए और सारजेंट से कहते हुए) सर! इन्होंने ट्रैफिक लाइट जम्प की है।

सारजेंट : गाड़ी के कागज दिखाइए लाइसेन्स लाइए। आपने सरेआम चौराहे पर ट्रैफिक लाइट जम्प की है। चालान होगा।

दबंग : हमारा चालान होगा। ठीक है तो तुम्हारा भी ट्रांसफर होगा।

बच्चा : पापा- आपने ट्रैफिक लाइट ग्रीन होने के पहले ही गाड़ी चला दी। कल चाचा हमें छोड़ने जा रहे थे तब उन्होंने भी ऐसा ही किया था। गाड़ी टकरा गयी थी।

हम गिर गये थे। दूसरी गाड़ी वाले ने ब्रेक लगाया तो उसकी गाड़ी के पहिए फिसल गये थे। चाचा को चोट लगी है। डर के मारे आपको बताया नहीं।

दबंग : चुप कर। छोटे मुँह बड़ी बातें करता है। हम कोई हमेशा थोड़ई ऐसा करते हैं। तू लेट हो जाता तो।

बच्चा : आपको हमने समय से बता दिया था। आप ही देर तक फोन पर बातें करते रहे। मम्मी ने कितने बार टोका।

दबंग : तेरी मम्मी का भी दिमाग खराब है।

सारजेंट : (दायें हाथ का पंजा घुमाते हुए) कागज?

दबंग : मैं ननकू सिंह हूँ। चौराहे पर अब तक तो किसी ने कागज माँगे नहीं थे। अब तुम्हें कागज भी दिखवा देंगे। लगाऊँ फोन। (घण्टी बजती है) लो आ ही गया उनका फोन। फोन पर बात करते हुए। लो पहले दरोगा जी से बात कर लो, ये हमारी गाड़ी का चालान करेंगे, कहते हुए (फोन पकड़ा देता है।)

सारजेंट : हैलो - जयहिन्द सर! .... ठीक है। ये कागज (चालान) पकड़ो। ट्रैफिक पुलिस कार्यालय में एक हफ्ते के अन्दर गाड़ी के कागज लाकर दिखा देना, कम्पाउन्ड कर देंगें।

दबंग : तो आपने चालान कर ही दिया?

सारजेंट : हमें तन्ख्वाह मिलती है इस काम की। लेकिन ट्रैफिक लाइट जम्प करने पर आपके बच्चे ने जो कहा है, उसे समझने की कोशिश करिए।

दबंग : मगर आपने ठीक नहीं किया है।

सारजेंट : इसे प्रतिष्ठा पर न लीजिए। देश का कानून सर्वोपरि है। हम सबको इसका पालन करना चाहिए। इससे हम सबकी सुरक्षा भी है। आपके साथ जो बच्चा है वह उम्र में छोटा है परन्तु उसकी बातें बहुत बड़ी हैं। ध्यान रखिए- हम सरकारी नौकरी में हैं। ट्रांसफर नौकरी में होता ही रहता है। तीस साल की नौकरी में बहुत ट्रान्सफर देखे हैं।

(मोबाइल फोन की घण्टी बजती है.... मोबाइल कान पर लगाकर) जयहिन्द सर! .....ठीक है सर मैं आता हूँ। (टी.पी. सिपाही की ओर मुखातिब होकर) हमें तत्काल मॉडल टाउन चौराहे पर पहुँचने के लिए कहा गया है। कोई एक्सीडेंट हो गया है। लोगों ने सड़क जाम कर रखी है।

(मंच से सारजेंट सहित सभी का प्रस्थान)

(पर्दा गिर जाता है।)

दृश्य-4

त्रासदी

स्थान - सड़क
समय - प्रातः 9:40 बजे

पात्र

1.पहला आदमी, 2.दूसरा आदमी, 3. तीसरा आदमी, 4. चौथा आदमी, 5. पाँचवाँ आदमी, 6. छठा आदमी, 7. सातवाँ आदमी, 8. आठवाँ आदमी, 9. जीप वाला

(पर्दे के पीछे से मोटरसाइकिल और मोटरकार के टकराने की आवाज के साथ-साथ घायल के कराहने की आवाज के साथ पर्दा उठता है मंच पर घायल व्यक्ति खून से लथपथ कराहता पड़ा है, उसका चश्मा, छड़ी, मोबाइल, टिफिन बिखरे पड़ें हैं। एक-एक कर लोग इकट्ठे होकर भीड़ बनते जा रहे हैं।)

पहला आदमी : भाइयो! दोनों तरफ की गाड़ियों को रोको; नहीं तो कोई इसे कुचल डालेगा।

दूसरा आदमी : (तीसरे आदमी से) तुम उधर से आने वाली गाड़ियों को रोको।

तीसरा आदमी : ठीक है, मैं इधर से आने वाली गाड़ियों को रोक रहा हूँ।

(मंच के पीछे से गाड़ियों के हॉर्न बजने की आवाजों के बीच कराहने की आवाज माँ-माँ)

चौथा आदमी : किसी को किसी की परवाह नहीं है, सब भागने के चक्कर में हैं।

पाँचवाँ आदमी : खून तेजी से बह रहा है।

छठवाँ आदमी : चोट भी बहुत ज्यादा लगी है।

पाँचवाँ आदमी : देख रहे हो मोटरसाइकिल चकनाचूर हो गयी।

छठवाँ आदमी : नयी है, बिल्कुल नयी। पुरानी होती तो क्या होता?

पाँचवाँ आदमी : लगता है, हफ्ते भर के अन्दर ही खरीदी गयी है। किसी पुलिस वाले की लग रही है। लाल-नीला निशान (पुलिस विभाग की पहचान) बना है।

पहला आदमी : अरे! इसकी तो अब आवाज भी बन्द हो गयी।

चौथा आदमी : लेकिन अभी पैर हिल रहे हैं।

पाँचवाँ आदमी : सड़क देखो कैसी लाल हो गयी है।

पहला आदमी : अभी जिन्दा है, पास के किसी अस्पताल में ले चलते हैं।

चौथा आदमी : यहाँ सड़क के किनारे कोई अस्पताल नहीं है।

तीसरा आदमी : इस हालत में इसे ले जाना भी टेढ़ा काम है।

दूसरा आदमी : अस्पताल यहाँ से काफी दूर हैं।

तीसरा आदमी : सबसे पास मेडीकेयर सेंटर है।

दूसरा आदमी : इसके घरवालों को भी खबर करने का कोई तरीका नहीं समझ में आ रहा।

तीसरा आदमी : इसकी पॉकेट में देखा जाय हो सकता है कोई कागज ऐसा पड़ा हो जो इसके जानने वालों तक खबर करने का जरिया बन सके।

दूसरा आदमी : पुलिस को खबर करने का इन्तजाम किया जाये।

तीसरा आदमी : समझ में नहीं आ रहा क्या किया जाये?

चौथा आदमी : किसी एम्बुलेन्स वाले से बात की जाये।

तीसरा आदमी : एम्बुलेन्स वाले का नम्बर यहाँ किसके पास है?

दूसरा आदमी : इस तरह के इमर्जेन्सी नम्बर हम सबको हमेशा साथ रखने चाहिए।

तीसरा आदमी : बिल्कुल सही कर रहे हैं आप भाई साहब। इतनी बड़ी भीड़ लगी है लेकिन किसी के पास इमर्जेन्सी फोन नम्बर नहीं है।

चौथा आदमी : सही बात। हम सबको ऐसे नम्बर रखने चाहिए। विपत्ति कोई बता के थोड़ेई आती है।

चौथा आदमी : ऐसा करते हैं कोई रिक्शा देखा जाये।

तीसरा आदमी - ये तो हाइवे है, यहाँ रिक्शा कहाँ रखा?

चौथा आदमी : हो सकता है सर्विस लेन पर कोई मिल जाय, तब तो इसे पहुँचाया जा सकता है, भले ही थोड़ा समय ज्यादा लग जाये। अस्पताल पहुँच गया तो बच जायेगा।

तीसरा आदमी : (चारों तरफ देखने का अभिनय करते हुए) कहीं दूर तक कोई रिक्शा नहीं दिखायी देता है।

चौथा आदमी : कोई ऑटो देखा जाये।

तीसरा आदमी : (ऑटो देखने के लिए चारों ओर नजर दौड़ता है, लेकिन सिर हिलाकर नकार करता है।)

चौथा आदमी : (सर्विस लेन की ओर भीड़ को देखकर) ये जो भीड़ लगी है, इसमें शायद कोई एम्बुलेंस वाले का फोन नम्बर दे सके या और कोई मदद कर सके।

(कहते हुए भीड़ की ओर प्रस्थान।)

(पर्दा गिर जाता है।)

दृश्य-5

मनोविज्ञान

स्थान - सर्विस लेन
समय - प्रातः 10:00 बजे

पात्र

1. पहला आदमी, 2. दूसरा आदमी, 3. तीसरा आदमी, 4. चौथा आदमी, 5. पाँचवाँ आदमी, 6. छठा आदमी, 7. सातवाँ आदमी, 8. आठवाँ आदमी, 9. नौवाँ आदमी, 10. जीप वाला

(सड़क पर एकत्र लोग आपस में बातें करते हैं।)

पहला आदमी : जिन्दगी और मौत के बीच फँसे घायल की परवाह किसी को नहीं, सब अपने-अपने हॉर्न बजा रहे हैं। कुछ रास्ते बदलकर निकल रहे हैं।

दूसरा आदमी : दरअसल मानवीय संवेदनाओं पर स्वार्थ की बर्फ इस कदर जम गयी है कि उनकी सामाजिकता भी खत्म हो गयी है।

छठवाँ आदमी : (मुँह बनाते हुए) जरा सी भी मानवता नहीं बची है। घायल की जान खतरे में है, इससे किसी को कोई मतलब नहीं। सब पी-पी-पों-पों कर रहे हैं। कोई गाड़ी से उतर तक नहीं रहा है। बस जाने की जल्दी पड़ी है। ये घटना तो कभी भी किसी के भी साथ घटित हो सकती है। ये घटना जिसके साथ आज घटित हुई है उसने कब सोचा

होगा कि वह भी कभी इस तरह की घटना का शिकार होगा।

पाँचवाँ आदमी : माँ-बाप भी तो बगैर सोचे समझे गाड़ी पकड़ा देते हैं। गाड़ी चलाना ठीक से आये या न आये।

चौथा आदमी : बच्चे आजकल बड़े जिद्दी हैं। उनकी जिद के आगे माँ-बाप बेचारे लाचार हो जाते हैं।

पाँचवाँ आदमी : सड़क के कायदे-कानून अगर न मालूम हों तो सड़क पर गाड़ी लेकर निकलना खतरे से खाली नहीं है।

दूसरा आदमी : सड़क के कायदे जानने के लिए पढ़े-लिखे होने की भी अनिवार्यता नहीं है।

पाँचवाँ आदमी : क्या मतलब?

दूसरा आदमी : सड़क के कायदे-चिन्हों के रूप में लिखे जाते हैं ताकि अनपढ़ और दूसरी भाषा का व्यक्ति भी समझ सके। दुनिया में सभी जगह वे एक जैसे ही हैं।

पाँचवाँ आदमी : कितने भी कायदे-कानून (यातायात के) बना लो दुर्घटनाएँ फिर भी घट ही जाती हैं।

छठवाँ आदमी : समय को कोई नहीं जानता।

पाँचवाँ आदमी : सड़क पर गाड़ियाँ इतनी तेजी से निकलती हैं कि पैदल चलने वालों की तो शामत ही आ जाती है।

छठवाँ आदमी : कहने को तो भारतीय गरीब हैं परन्तु सड़कें गाड़ियों से पटी पड़ी हैं।

पाँचवाँ आदमी : छोटे बच्चों को स्कूल खुद छोड़ने न जायें तो बैचेनी सी होती रहती है।

छठवाँ आदमी : वह तो हम लोगों का जमाना था; अकेले स्कूल चले जाते थे; अकेले चले आते थे। किसी भी तरह का कोई डर नहीं था। आज कोई सोच भी नहीं सकता।

पाँचवाँ आदमी : गाँव का जीवन इस मायने में तो अभी भी अच्छा है। गाँव में लोग घायल की मदद के लिए भी तुरन्त दौड़ पड़ते हैं।

छठवाँ आदमी : देख रहे हो, सब बचकर निकलते जा रहे हैं।

पाँचवाँ आदमी : वह देखो; लोग पीछे वाले कट से सर्विस लेन पर अपनी गाड़ियाँ लेकर दौड़े चले जा रहे हैं।

छठवाँ आदमी : सड़क पर करुणा, दया और सहानुभूति नाम की चीज का तो जैसे लोप ही हो गया है।

पाँचवाँ आदमी : भौतिकता का जमाना है। दिखावा ज्यादा है, मानवीय मूल्य तो जैसे खत्म ही हो गये।

छठवाँ आदमी : (सर्विस लेन के कट से बचकर निकल रहे लोगों की ओर इशारा करते हुए) बच-बच के सब निकलते जा रहे हैं।

पाँचवाँ आदमी : एक दिन अखबार में छपा था कि भारत में हर वर्ष लगभग पाँच लाख सड़क दुर्घटनाएँ ऐसी होती है और एक लाख अड़तालीस हजार आदमी कालकवलित हो जाते हैं।

छठवाँ आदमी : इतने लोग तो बीमारियों में भी नहीं मरते।

पाँचवाँ आदमी : अमेरिका के वर्ल्ड ट्रेड टॉवर वाली घटना में तो केवल तीन हजार लोग ही मरे थे और हाहाकार मच गयी।

चौथा आदमी : सही कह रहे हैं आप; इन दुर्घटनाओं के आगे युद्ध भी कम है।

तीसरा आदमी : बड़ी-बड़ी जानलेवा बीमारियों में भी कुल मिलाकर इतने लोग नहीं मरते जितने सड़क दुर्घटनाओं मे मर रहे हैं।

छठवाँ आदमी : दुर्घटनाओं में अपंग हो जाने वालों की संख्या भी बहुत बड़ी है। मुआवजे में बीमा कम्पनियाँ बैठी जा रही हैं।

पाँचवाँ आदमी : हर साल हमारे राष्ट्रीय सकल उत्पाद यानी जी.डी.पी. का लगभग 5 प्रतिशत इसी में चला जाता है।

तीसरा आदमी : इसका असर विकास कार्यों पर पड़ता है। विकास में खर्च किये जाने वाले धन को दुर्घटना राहत में लगाना पड़ता है।

छठवाँ आदमी : जो अपंग हो जाते हैं, उनकी उत्पादक क्षमता तो घटती ही है साथ में वे घर वालों और देश के लिए लायबिलिटी बन जाते हैं।

पाँचवाँ आदमी : स्वस्थ आदमी परिवार, समाज और देश के काम आता है। विकास में योगदान करता है और फिर विकास करे या न करे, कम से कम दूसरे पर बोझ तो नहीं ही बनता है।

छठवाँ आदमी : (सिर हिलाते हुए) सरकार ठीक से काम करे तो कोई दुर्घटना न होने पाये।

पाँचवाँ आदमी : वह कैसे?

छठवाँ आदमी : पुलिस सख्ती से पेश आये, ओवर स्पीड चलने वालों को दण्डित करे, बिना लाइसेन्स के गाड़ी चलाने वाले की गाड़ी जब्त कर ले।

पाँचवाँ आदमी : तो क्या आप समझते हैं, अभी ऐसा नहीं हो रहा है?

छठवाँ आदमी : होता है, प्ररन्तु लोग कानून का उल्लंघन करने के आदी हैं।

सातवाँ आदमी : पुलिस और सरकार क्या-क्या करे; ये तो सामाजिक जिम्मेदारी है।

छठवाँ आदमी : सब लोगों को सड़क पर चलने के कायदे-कानून जानना आवश्यक है। एक जमाना था जब सड़कें भी ज्यादा नहीं थीं और उन पर गाड़ियाँ भी कम थीं। जो थीं वह बहुत ज्यादा तेज गति वाली नहीं थीं। अब गाड़ियों की संख्या, उनकी रफ्तार और सड़क यातायात की अनिवार्यता को देखते हुए ग्राम पंचायत में भी सड़क दुर्घटनाओं के प्रति जागरूकता एक विचारणीय बिन्दु होना चाहिए।

सातवाँ आदमी : ये तभी संभव होगा जब बच्चों के सिलेबस यानी पाठ्यक्रम में सड़क सुरक्षा को अनिवार्य विषय के रूप में पढ़ाया जाये, उसका इम्तिहान हो और उसमें पास होना भी अनिवार्य हो।

छठवाँ आदमी : आप बिल्कुल ठीक कह रहे हैं, अगर सड़क के कायदे-कानून अनिवार्य विषय के रूप में पढ़ाये जायें तो उनका असर सड़कों पर दिखेगा।

आठवाँ आदमी : धक-धक होती रहती है, जब तक बच्चे घर वापस नहीं आ जाते।

नौवाँ आदमी : एक्सीडेंट केवल गाड़ी वालों की गलती से ही नहीं होता है। कभी-कभी पैदल चलने वाले भी भूल कर जाते हैं। वे भूल जाते हैं कि सड़क पर तेज गति वाले वाहन भी चलते हैं। वे यकायक मुड़कर सड़क पार करने लगते हैं, रफ्तार से आती गाड़ी रुकते-रुकते टकरा जाती है।

छठवाँ आदमी : कभी-कभी तो जानवर सड़क को दौड़कर क्रॉस करते हैं और दुर्घटना हो जाती है। नीलगाय से प्रभावित क्षेत्रों में अक्सर दुर्घटनाएँ हो जाती हैं।

सातवाँ आदमी : कभी-कभी मौसम भी दुर्घटना का कारण बन जाता है। इसके लिए वाइपर, फॉग लाइट और ब्रेक, बैक व्यू मिरर, रिफलेक्टर समय-समय पर चैक करवाते रहना चाहिए।

आठवाँ आदमी : और कभी-कभी रोड-कंडीशन भी दुर्घटना का कारण बन जाती है।

छठवाँ आदमी : कभी-कभी सड़क पर मैनहोल खुले रहते हैं, अचानक कोई आया और धड़ाम से गिर जाता है।

नौवाँ आदमी : मैनहोल खुले छोड़ देने वालों के विरुद्ध तो क्रिमिनल लायबिलिटी निर्धारित होनी चाहिए। सड़क पर तेज गति से आने वालों को दूर से अगर संकेत नहीं दिखेगा तो मैनहोल में गिर ही सकता है।

सातवाँ आदमी : जनहित की सूचनाओं के बोर्ड जिन पर सड़क संकेत या जरूरी फोन नम्बर आदि की सूचनाएँ लगी रहती हैं उनके ऊपर ढक देने वाले इश्तहार लगाना दण्डनीय होना चाहिए।

सातवाँ आदमी : दारू पीकर गाड़ी चलाने की प्रवृत्ति तो बहुत ही खतरनाक है।

छठवाँ आदमी : दुर्घटना प्रभावित क्षेत्रों में सावधान करने वाले बोर्ड के ऊपर इश्तहार लगाने से आगे सड़क की स्थिति आदि का पता ही नहीं चलता और दुर्घटना हो जाती है।

तीसरा आदमी : सब लोग यहाँ बड़े-बड़े डिस्कसन में लगे हैं, वहाँ घायल की जान के लाले पड़े हैं।

चौथा आदमी : क्या आप लोगों में किसी के पास एम्बुलेंस वाले का नम्बर है?

(सभी एक दूसरे की ओर देखते हैं और नकार में दायें-बायें सिर हिलाते हैं।)

तीसरा आदमी : (निराश होकर सर्विस लेन पर खड़े एक अन्य ग्रुप की ओर बढ़ते हुए)

(सभी का मंच से प्रस्थान)

(पर्दा गिर जाता है।)

दृश्य-6

जिज्ञासा

स्थान - सर्विस लेन

समय - प्रातः 10:10 बजे

पात्र

1. सातवाँ आदमी, 3. आठवाँ आदमी, 2. नौवाँ आदमी, 4. वकील

(सर्विस लेन पर खड़े-खड़े सभी आपस में बातें करते हैं।)

नौवाँ आदमी : (वकील से) ये जो काला कोट आप लोग गर्मियों में भी पहने रहते हैं, इसका क्या मतलब होता है?

वकील : ड्रेस कोड वकील में अनुशासन और न्याय के लिए लड़ने हेतु आत्मबल प्रदान करता है और ये ड्रेस कोड ही उन्हें अन्य लोगों से पृथक पहचान दिलाता है। भारत में 1961 के एडवोकेट एक्ट द्वारा इस ड्रेस कोड को अनिवार्य बनाया गया है।

नौवाँ आदमी : इसका रंग काला ही क्यों रखा गया?

वकील : क्योंकि काला रंग अधिकारिता (अथोरिटी) और शक्तियों का प्रतीक है। काला रंग विनम्रता का भी प्रतीक है। क्रिश्चियन पुजारी इसे भगवान के प्रति समर्पण के प्रतीक के रूप में धारण करते हैं और वकील इसे न्याय के प्रति समर्पण के प्रतीक के रूप में धारण करते हैं।

नौवाँ आदमी : सफेद बैंड जो गले में बाँधी जाती है उसका क्या अर्थ है?

वकील : एडवोकेट्स की परम्परा में रोमन एडवोकेट प्रोफेशन का प्रतीक।

सातवाँ आदमी : (वकील से) आप किस तरह के केस टेक अप करते हैं?

वकील : सिविल केस करता हूँ।

सातवाँ आदमी : एक्सीडेंट के केस भी करते हैं।

वकील : जी हाँ, करता हूँ।

सातवाँ आदमी : ये जो दुर्घटना घटित हुई है। गलती किसकी है पता नहीं, तो कैसे सैटिल करेंगे?

वकील : जाँच से पता चल जाता है। इसीलिए तो दुर्घटना स्थल का एक कच्चा मैप (नक्शा) बनाया जाता है। सारे तथ्य एवं बयान एकत्र कर विश्लेषण किया जाता है तब पता चलता है।

आठवाँ आदमी : (मुस्कराते हुए) भई वाह! बिना फीस के ही सारी जानकारी। भाई घोड़ा घास से यारी करेगा तो खायेगा क्या?

वकील : हाँ बात तो आपने पते की कही।

आठवाँ आदमी : मैं समझ गया था जब आप दोनों गाड़ियों के नम्बर लिख रहे थे।

सातवाँ आदमी : (ऊपर-नीचे सिर हिलाते हुए) तो ये बात है तभी वकील साहब फोटो भी खींच रहे थे।

वकील : सब करना पड़ता है।

आठवाँ आदमी : अब वकील साहब आर.टी.ओ. ऑफिस से गाड़ी वालों के पते लेकर दोनों से सम्पर्क कर लेंगे। घायल के घर वालों को मुआवजा दिलाने के लिए और दुर्घटना करने वाले को सजा से बचाने के लिए दोनों की तरफ से फीस का इन्तजाम भी ठीक-ठाक हो जायेगा।

नौवाँ आदमी : इतना ही नहीं अखबार वालों को फोटो देंगे उनसे भी कुछ मिलेगा।

आठवाँ आदमी : कुछ भी हो, सबका अपना-अपना रोल है। सबको अपनी रोजी-रोटी कमानी है।

वकील : बिल्कुल ठीक कहा आपने। घर का खाना-खर्च, बच्चों की फीस आदि के लिए कुछ न कुछ तो करना ही है। हम लेकिन इसे सेवा भी मानते हैं। हम घायल को दवा, इलाज और अन्य नुकसान की भरपाई करा देते हैं।

आठवाँ आदमी : अगर कोई टक्कर मारकर चला गया और गाड़ी का नम्बर भी कोई नोट नहीं कर पाया तो ऐसे में मारने वाला तो बच जायेगा लेकिन घायल या मृतक को क्या मिलेगा?

वकील : इसे हम 'हिट एण्ड रन' का केस कहते हैं। इसमें वाहन का पंजीयन नम्बर ज्ञात नहीं होता है। इस प्रकार की दुर्घटनाओं में 'सोलेसियम स्कीम' से मदद मिल जाती है। इसमें मृत्यु की दशा में मृतक के वारिस को रु. 25000/- तथा घायल व्यक्ति को रु. 12,500/- की धनराशि मिल जाती है।

आठवाँ आदमी : इसके लिए क्या करना पड़ता है?

वकील : इसमें सम्बन्धित एस.डी.एम. को दुर्घटना के छह माह के अन्दर आवेदन देना होता है। तब एस.डी.एम. की रिपोर्ट पर डी.एम. के आदेश के उपरान्त जनरल इंश्योरेंस कम्पनी द्वारा मृतक की स्थिति में रु. 25000/- और घायल की स्थिति में रु. 12500/- की सहायता राशि दी जाती है।

सातवाँ आदमी : कौन से केस 'सोलेसियम स्कीम' में विचार हेतु रखे जाते हैं?

वकील : जिनकी जाँच कम्पलीट हो जाती है।

सातवाँ आदमी : जाँच कौन करता है?

वकील : सम्बन्धित तहसील का एस.डी.एम.।

सातवाँ आदमी : जाँच में क्या होता है?

वकील : देखिए, दुर्घटना जिस थाने के अन्तर्गत होती है उस थाने का इंचार्ज दुर्घटना पीड़ित परिवार की पूरी तहकीकात करता है। उसके बाद एस.डी.एम. उसके वास्तविक उत्तराधिकारी निश्चित करता है तत्पश्चात क्लेम सैटिल कराता है।

आठवाँ आदमी : आपने तो वकील साहब से सारी जानकारी हासिल कर ली वह भी बिना फीस के।

वकील : ऐसा कुछ नहीं। हम सब समाज में रहते हैं एक-दूसरे के काम आना ही चाहिए।

सातवाँ आदमी : लेकिन आज इस एक्सीडेंट को देखकर लगता है कि समाज के जिन मूल्यों की हम दुहाई देते हैं वह सब समाप्त हो गये हैं।

वकील : समाज में सब तरह के लोग रहते हैं। कुछ लोग आज भी उन मूल्यों को अपने जीवन का आधार बनाये हैं। हाँ, कुछ लोग इस तरह के दिखावे करके संगठन/एन.जी.ओ. के नाम पर चन्दे भी इकट्ठा करते हैं। कुछ लोग वाकई इन मूल्यों के लिए कार्य करते हैं।

सातवाँ आदमी : आप सही कर रहे हैं वकील साहब।

वकील : देखिए हमारी जनसंख्या कितनी भी बढ़ जाये उससे हमारे जीवन मूल्यों का ग्राफ ऊपर नहीं उठता है। हमारे जीवन मूल्यों के ग्राफ में बढ़ोत्तरी तब होती है जब जीवन मूल्यों को महत्त्व देने वालों और उनके लिए बलिदान होने वालों की संख्या में बढ़ोत्तरी होती है।

आठवाँ आदमी : बिल्कुल सही कहा आपने।

सातवाँ आदमी : चाहे जितनी आपाधापी हो कुछ लोग तो अच्छे होते ही हैं।

वकील : दुनिया रंग-बिरंगी है।

आठवाँ आदमी : सारे लोग स्टक हो गये हैं।

सातवाँ आदमी : स्टक भले ही हो गये लेकिन काफी महत्त्वपूर्ण जानकारियाँ आपसे मिल गयीं।

आठवाँ आदमी : सरकारी सिस्टम में विक्टिम को राहत देने की काफी व्यवस्थाएँ हैं लेकिन उनकी जानकारी सबको नहीं होती है।

सातवाँ आदमी : (मुस्कराते हुए) हम लोगो ने बिना फीस के ही बहुत कुछ जान लिया

वकील : आदमी तभी जानने का प्रयास करता है जब उसे आवश्यकता महसूस होती है।

सातवाँ आदमी : सही कहते हैं आप वकील साहब। मजबूरी में ही आदमी सीखता है वरना उसे अपनी जिन्दगी में कहाँ फुर्सत होती है।

वकील : आपने जिन जानकारियों के लिए अपनी इच्छा जाहिर की वह हमने भी बतायी लेकिन हर रोज टी.वी., अखबार, रेडियो आदि पर भी ऐसी सूचनाएँ आती रहती हैं।

आठवाँ आदमी : (हाथ का इशारा करते हुए) उस ग्रुप में लगता है काफी महत्त्वपूर्ण डिस्कसन चल रहा है। लोग बिल्कुल भी टस से मस नहीं हो रहे हैं।

वकील : (कहते हुए सभी को अपना कार्ड देते हुए कहता है।) कभी कोई जरूरत हो तो फोन करके हमारे पास आ जाना बाकी सब हमारा काम। आइये उधर ही चलते हैं।

(सभी का प्रस्थान)

(पर्दा गिर जाता है।)

दृश्य-7

योग क्षेमं

स्थान - यात्री शेड

समय - प्रातः 10:20 बजे

पात्र

1. छठा आदमी, 2. सातवाँ आदमी, 3. आठवाँ आदमी, 4. नौवाँ आदमी, 5. वकील, 6. बीमा एजेंट

(सभी पात्र आपस में बातें करते हैं।)

छठा आदमी : (सातवें आदमी से आकाश की ओर देखकर) बारिश के आसार तो नहीं हैं लेकिन फिर भी वह जो छतरी ताने खड़े हैं उनसे मिलते हैं।

सातवाँ आदमी : इसकी छतरी पर कुछ लिखा भी है।

नौवाँ आदमी : उसकी छतरी पर 'योग क्षेमं वहाम्यहम्' लिखा है। शायद ये किसी बीमा कम्पनी का एजेंट है।

आठवाँ आदमी : सही कहा आपने।

नौवाँ आदमी : (बीमा एजेंट से) ऊपर न तो बादल हैं और न ही बारिश फिर भी आपने ये छतरी तान रखी है। इसकी कोई वजह?

बीमा एजेंट : भाई साहब, कुछ कहा नहीं जा सकता। कब बारिश होने लगे। अब देखिए न ये दुर्घटना कभी किसी ने सोची भी नहीं थी। लेकिन हो गयी। हम लोग बेवस खड़े हैं।

छतरी में इतना तो है कि बारिश होने लगे तो हमारे पास बचाव का इंतजाम है। दूसरे अर्थ में आकस्मिक परिस्थितियों से जूझने की तैयारी रखना। अगर हम यों ही खड़े रहे तो फिर तो भीगेंगे ही। इसीलिए तो कहते हैं कि अनिश्चित भविष्य में कुछ निश्चित अवश्य कर लेना चाहिए। अगर हम संभावित अनहोनी को ध्यान में रखें और उससे निपटने के लिए गाड़ी का बीमा को आच्छादित रखें तो गाड़ी की क्षतिपूर्ति और घायल के इलाज का इंतजाम सुनिश्चित रहेगा। इसी तरह अगर जीवन बीमा का कवर होता है तो खुद को कुछ हो जाये तो बीवी-बच्चों को सहायता मिल जाती है।

छठा आदमी : (एजेंट से) आपकी छतरी पर 'योग क्षेमं वहाम्यहम्' लिखा है इसका क्या मतलब होता है?

बीमा एजेंट : अप्राप्त वस्तु को प्राप्त करना योग और प्राप्त वस्तु का रक्षण करना क्षेम कहलाता है।

छठा आदमी : ये कहाँ से लिया गया है?

बीमा एजेंट : ये भगवत गीता के नौवें अध्याय का 22वाँ श्लोक है।

छठा आदमी : इसका भगवत गीता में क्या अर्थ है?

बीमा एजेंट : भगवत गीता में भगवान श्रीकृष्ण कहते हैं कि मैं अपने भक्तों की सुरक्षा और कुशल क्षेम को सुनिश्चित करता हूँ।

छठा आदमी : बीमा और भगवत गीता को कैसे रिलेट करते हैं?

बीमा एजेंट : दोनों अपने-अपने भक्तों/सहयोगियों की सुरक्षा और कुशलता का ध्यान रखने की बात करते हैं।

छठा आदमी : (आश्चर्य की मुद्रा में मुँह बनाते हुए और सिर हिलाते हुए) ये बात है। अब समझा।

सातवाँ आदमी : (एजेंट से) भाई साहब! आज जो ये दुर्घटना हुई है इसमें लड़के के घर वालों को क्या कुछ मिल पाएगा?

आठवाँ आदमी : शुभ-शुभ बोलो, वह ठीक हो जायेगा।

सातवाँ आदमी : तो अस्पताल का खर्च कौन वहन करेगा?

बीमा एजेंट : देखिए, इसीलिए तो कहते हैं कि आदमी को अपने को सुरक्षित रखना चाहिए और अनजानी विपत्तियों के लिए कोई न कोई बीमा पॉलिसी कवर अवश्य ले लेना चाहिए।

सातवाँ आदमी : (मुँह बनाकर) बिल्कुल

छठा आदमी : पहले तो पुलिस इसे ले जाये और गाड़ियों के स्वामियों के पते मिलें और तब पता चलेगा कि किस पर क्या पॉलिसी है?

बीमा एजेंट : लेकिन गाड़ी के लिए थर्ड पार्टी बीमा कानूनन जरूरी है।

आठवाँ आदमी : ओह! इसीलिए परिवहन विभाग वाले हर काम में थर्ड पार्टी बीमा माँगते हैं। सड़क पर चैकिंग के दौरान अगर बीमा न हो तो चालान करके जुर्माना ठोंक देते हैं।

बीमा एजेंट : आप सही कह रहे हैं। गाड़ी हर समय बीमा कवर से युक्त होनी चाहिए और गाड़ी ही क्यों; मेरे हिसाब से तो आदमी भी। यू नैवर नो कब क्या हो जाये?

सातवाँ आदमी : क्या टैक्स की तरह वन टाइम बीमा का प्राविधान नहीं है?

बीमा एजेंट : वन टाइम बीमा का प्राविधान अभी नहीं है।

सातवाँ आदमी हो जाये तो ठीक ही रहे।

बीमा एजेंट : जो बीमा कानूनन जरूरी है वह तक तो कराने में लोग दिक्कत महसूस करते हैं। अगर बीमा कानूनन अनिवार्य न होता तो कौन कराता?

आठवाँ आदमी : अब लोगों में बीमा के प्रति रुझान बढ़ा है।

सातवाँ आदमी : घटना स्थल की ओर अब लोग मूव करने लगे हैं। हम लोग भी उधर चलें।

(मंच से सभी का प्रस्थान)

(पर्दा गिर जाता है।)

दृश्य-8

चेतना

स्थान - पैदल पथ

समय - प्रातः 10:22 बजे

पात्र

1. छठा आदमी, 2. सातवाँ आदमी, 3. आठवाँ आदमी, 4. नौवाँ आदमी, 5. वकील, 6. बीमा एजेंट, 7. परिवहन कर्मी

(मंच पर चलते हुए सभी आपस में बातें करते हैं।)

बीमा एजेंट : वर्ष 2013 के सर्वेक्षण के अनुसार भारत में 5 लाख सड़क दुर्घटनाएँ घटीं जिनमें लगभग एक लाख 38 हजार लोगों की मौतें हुईं। अगर इन आंकड़ों को घण्टा मिनट में लिया जाये तो प्रति मिनट एक दुर्घटना घटित होती है और हर चौथे मिनट पर एक मौत और सबसे बड़ी बात ये कि लगभग 70 प्रतिशत दुर्घटनाएँ चालकों की गलती के कारण होती हैं।

परिवहन कर्मी : केवल चालक ही दुर्घटना के प्रति जिम्मेदार नहीं होता है। कभी-कभी वाहन की तकनीकी खराबी और सड़कों की तकनीकी कमी के कारण भी दुर्घटनाएँ घटित होती हैं।

वकील : वह कैसे?

परिवहन कर्मी : आपने देखा होगा कि सड़क के कुछ बिन्दु ऐसे होते हैं जहाँ अक्सर दुर्घटनाएँ घटित होती हैं उन्हें ब्लैक स्पॉट के रूप में चिन्हित किया जाता है। ब्लैक स्पॉट कहे जाने वाले इन बिन्दुओं को जनपदीय सड़क सुरक्षा समिति में चिन्हित कर सम्बन्धित विभाग नगर निकाय, पी.डब्ल्यू.डी. या राष्ट्रीय राजमार्ग प्राधिकरण के माध्यम से ठीक कराया जाता है।

सातवाँ आदमी : परिवहन विभाग क्या-क्या कराता है?

परिवहन कर्मी : परिवहन विभाग जनपदीय सड़क सुरक्षा समिति की बैठक कराता है और सड़क सुरक्षा सम्बन्धी बिन्दुओं पर सम्बन्धित विभाग को जिम्मेदारियाँ सौंपने का कार्य कराता है इसके अतिरिक्त सड़क सुरक्षा के प्रति जागरूकता अभियान चलाता रहता है। इसके तहत सड़क संकेत चिन्ह (रोड़ साइन) का प्रदर्शन करता है वाहन चलाते समय क्या करें, क्या न करें के बोर्ड सार्वजनिक स्थानों पर लगवाता है। सड़क सुरक्षा के उपायों पर कार्यशाला आयोजित कराता है। विद्यालयों में रोड सेफ्टी क्लब की स्थापना कराकर बच्चों को सड़क सुरक्षा सम्बन्धी जागरूकता के कार्यक्रम कराता है। वाद-विवाद प्रतियोगिताएँ कराता है। सड़क सुरक्षा सम्बन्धी स्लोगनों के साथ 'मैराथन' और 'वाकथन' आदि कराता है। चालकों की कार्यशाला एवं रोड एक्सीडेंट में मृत लोगों के प्रति मोमबत्ती जलाकर श्रद्धांजलि अर्पित कराता है। उक्त के अतिरिक्त रोड विक्टिम परिवारों को मिलने वाली सहायता दिलाने में मदद कराता है। समय-समय पर वाहनों की फिटनेस चैक करने के अभियान चलाता है। इसके अतिरिक्त रात के अंधेरे में भी चमकने वाले रिफलेक्टिव टेप आदि लगवाने का कार्य कराता है। ओवर स्पीडिंग करने वालों के चालान कर दण्डित करता है।

सातवाँ आदमी : चाहे जो भी कर लो जब तक सड़क सुरक्षा के प्रति लोगों में जागरूकता नहीं आयेगी तब तक सफलता मुश्किल है। नये लड़के ओवर एक्साइटेड होकर रेसिंग करने लगते हैं।

परिवहन कर्मी : सरकार ने अपने रोड सेफ्टी कार्यक्रम को स्कूल की तरफ इसीलिए मोड़ा है ताकि बच्चे और उनके अभिभावकों एवं अध्यापकों की इसमें सहभागिता हो सके। जिम्मेदार नागरिक बनाने की पहल के लिए भी परिवहन विभाग द्वारा कार्यक्रम आयोजित किये जाते हैं जिनमें रोड सेफ्टी नियमों की शपथ भी करायी जाती है।

सातवाँ आदमी : शपथ क्या है?

परिवहन कर्मी : यातायात के नियमों का पालन करना, 18 वर्ष की आयु पूर्ण कर लेने पर लाइसेंस प्राप्त करके ही वाहन संचालन करना, बिना हेलमेट दुपहिया वाहन नहीं चलाना, बिना सीट बैल्ट के वाहन ड्राइव न करना, खतरनाक ढंग से वाहन न चलाना, पैदल यात्रियों एवं साइकिल चालकों का सम्मान करना, नशे की हालत में वाहन संचालन न करना, वाहन चलाते वक्त मोबाइल पर बात न करना, वाहनों पर स्टंट आदि न करना, ओवर स्पीडिंग न करना इत्यादि।

आठवाँ आदमी : क्या बच्चे इसके प्रति जागरूक हो रहे हैं?

परिवहन कर्मी : वाद-विवाद प्रतियोगिता, ड्रामा आदि का कार्यक्रम इसलिए है ताकि पढ़ते-पढ़ते सड़क सुरक्षा और दुर्घटना की त्रासदी के प्रति नयी पीढ़ी जागरूक हो सके।

छठा आदमी : इसका असर दिखायी देने लगा है। हम अगर बिना हेलमेट मोटरसाइकिल चलाने लगें तो बेटा टोकता है।

सातवाँ आदमी : तभी हम कहें कि हमारी बेटी हमें सीट बैल्ट के लिए क्यों कहती है? अब समझा स्कूलों में भी ये कार्यक्रम चल रहे हैं।

बीमा एजेंट : घटना स्थल की ओर कुछ चहल कदमी बढ़ी है।

(सभी घटना स्थल की ओर चल पड़ते हैं।)

(पर्दा गिर जाता है।)

अंक-द्वितीय

दृश्य-1

प्रयास

स्थान - घटना स्थल
समय - प्रातः 10:25 बजे

पात्र

1. पहला आदमी, 2. दूसरा आदमी, 3. तीसरा आदमी, 4. चौथा आदमी, 5. पाँचवाँ आदमी, 6. छठा आदमी, 7. सातवाँ आदमी, 8. आठवाँ आदमी, 9. नौवाँ आदमी, 10. जीप वाला

(सभी पात्र घायल की ओर देखते हैं)

दूसरा आदमी : (घायल को देखकर) अभी जिन्दा है।

तीसरा आदमी : प्रयास किया जाये तो इसे बचाया जा सकता है। (मुँह बनाते हुए) इतनी गाड़ियाँ निकल रही हैं, लेकिन घायल को अस्पताल पहुँचाने से सब कतराते हैं, कोई भी ले जाने को तैयार नहीं है।

चौथा आदमी : ये तो पुलिस की जिम्मेदारी है, वह एम्बुलेन्स में ले जायेंगे।

तीसरा आदमी : इस जाम में एम्बूलेन्स भी कैसे आ पायेगी?

पहला आदमी : पुलिस के आने तक तो इसकी जान चली जायेगी।

पाँचवाँ आदमी : मैंने 100 नम्बर पर पुलिस को फोन किया था, पहले तो उठा नहीं, जब उठा तो उठाने वाले ने पूछा थाना

कौन सा लगता है। (दोनों कन्धे ऊपर उठाए, दोनों हाथ सामने की ओर फैलाकर मुँह बनाते हुए) यहाँ किसे मालूम? फिर भी हमने लोकेशन समझायी है। शायद पुलिस पहुँच ही जाय।

दूसरा आदमी : पुलिस आ ही रही होगी।

चौथा आदमी : मोबाइल किसी के पास है?

तीसरा आदमी : (पहले आदमी की ओर संकेत करते हुए) वह जो सर्विस लेन की ओर खड़े हैं उन भाई साहब के पास है।

चौथा आदमी : एम्बुलेन्स के लिए पता चला है कि 102 नम्बर पर फोन करना चाहिए। (102 नम्बर पर फोन करने के लिए वहाँ खड़े लोगों की ओर फोन की तलाश में इधर-उधर देखता है)

तीसरा आदमी : (कच्चे दड़े की ओर देखकर हुए) लगता है एम्बुलेंस आ गयी है।

(तीसरे आदमी के पीछे-पीछे मंच पर खड़े और लोगों का सर्विस लेन की ओर प्रस्थान।)

(पर्दा गिर जाता है।)

दृश्य-2

संयोग

स्थान - कच्चा दड़ा (कच्ची सड़क)

समय - प्रातः 10:30 बजे

पात्र

1. सातवाँ आदमी, 2. आठवाँ आदमी, 3. नौवाँ आदमी, 4. जीप वाला

(पर्दे के पीछे गाड़ी के रुकने की आवाज। गाड़ी का दरवाजा खुलने की आवाज और फिर खट से दरवाजा बन्द होने की आवाज के साथ धूल-धूसरित जीप वाले का प्रवेश।)

सातवाँ आदमी : (जीप वाले से) लगता है कच्चे दड़े से आये हो, तभी इतनी धूल-धक्कड़ है।

आठवाँ आदमी : जीप इस माइने में बहुत अच्छी होती है। कच्चे रास्ते में भी अपना रास्ता बना लेती है।

सातवाँ आदमी : कच्चे दड़े से यहाँ तक तो आ गये आगे कैसे जाओगे?

नौवाँ आदमी : हम सब लोग आज लेट हो गये।

सातवाँ आदमी : मजबूरी है।

जीप वाला : क्या हुआ?

सातवाँ आदमी : एक्सीडेंट

जीप वाला : तब तो निकलना मुश्किल है। कहाँ हुआ एक्सीडेंट?

सातवाँ आदमी : (हाथ के इशारे से बताते हुए) वहाँ मैन रोड़ पर

जीप वाला : (घटना स्थल की ओर बढ़ते हुए)

(जीप वाले के साथ सभी का प्रस्थान)

(पर्दा गिर जाता है।)

दृश्य-3

गोल्डन ऑवर

स्थान - घटना स्थल
समय - प्रातः 10:35 बजे

पात्र

1. पहला आदमी, 2. दूसरा आदमी, 3. तीसरा आदमी, 4. चौथा आदमी, 5. पाँचवाँ आदमी, 6. छठा आदमी, 7. सातवाँ आदमी, 8. आठवाँ आदमी, 9. नौवाँ आदमी, 10. जीप वाला

(मंच पर बूटों की आवाज के साथ सातवें, आठवें और नौवें आदमी के साथ जीप वाले का प्रवेश।)

जीप वाला : (पहले आदमी की ओर मुखातिब होकर मुँह बनाते हुए दायें-बायें सिर हिलाते हुए) बहुत बड़ा जाम था। थैंक्स गॉड! मुझे सर्विस लेन पर निकलने का मौका मिल गया। आगे सर्विस लेन भी ब्लॉक लेकिन खिसकते-खिसकते एक कच्चे दड़े का रास्ता मिल गया वहीं एक लोकल आदमी था उससे पूछा तो उसने बताया कि ये कच्चा दड़ा (कच्ची सड़क) आगे चलकर मैन रोड़ में मिलेगा, उसकी बात मानकर चल दिया इसलिए यहाँ पहुँच गया, वरना पहुँचना मुश्किल था।

आठवाँ आदमी : (मुँह बनाकर सिर हिलाते हुए दूसरे आदमी से) तभी तो धूल-धूसरित है ये।

पहला आदमी : (जीप वाले की ओर मुखातिव होकर) अच्छा रहा जो मैं तुझे पीछे-पीछे आने के लिए कह आया था। सर्विस स्टेशन तो पहुँच नहीं पाया, रास्ते में ही ये घटना घट गयी।

जीप वाला : (अचम्भित मुद्रा में) क्या हुआ?

पहला आदमी : (घायल की ओर इशारा करते हुए) ये अभी जिन्दा है।

जीप वाला : (सिर हिलाते हुए) लेकिन चोट गहरी है।

पहला आदमी : इसे हॉस्पीटल ले चलते हैं।

जीप वाला : मेरे तो हाथ-पाँव फूल रहे हैं (दायें-बायें सिर हिलाते हुए मुँह बनाकर) गाड़ी नहीं चलेगी मुझसे। अगर एक घण्टे के अन्दर इसका इलाज शुरु हो गया तो बचने की पूरी संभावना है।

पहला आदमी : मैं चला लूँगा। तुम इसे साधे रहना। अगर एक घण्टे के अन्दर इसका इलाज शुरू हो गया तो बचने की पूरी संभावना है।

जीप वाला : काश! अस्पताल के लोग भी तुम्हारी तरह संवेदनशील हों।

पहला आदमी : दुर्घटना के बाद का पहला घण्टा जीवन और मौत के बीच अहसास का घण्टा है। अगर इस गोल्डन ऑवर में इलाज मिल गया तो जीवन की संभावनाएँ बढ़ जाती हैं।

(दोनों घायल को उठाते हैं, पर्दे के पीछे से जीप स्टार्ट होने की आवाज आती है और सभी का मंच से प्रस्थान)

(पर्दा गिर जाता है।)

दृश्य-4

गतिरोध

स्थान - कोलवाली
समय - प्रातः 10:45 बजे

पात्र

1. कोतवाल, 2. दीवान, 3. सन्तरी, 4. होमगार्ड,
5. वायरलैस ऑपरेटर, 6. हमराह

(टेलीफोन की घण्टी बजती है और वायरलैस की आवाज आती है।)

ऑपरेटर : (कोतवाल की ओर बढ़ते हुए) सर! कंट्रोल रूम से बार-बार वायरलैम आ रहा है, जी.टी. रोड पर जाम लगा है।

कोतवाल : क्यों?

ऑपरेटर : कोई एक्सीडेंट हो गया है।

कोतवाल : कोई मरा तो नहीं।

ऑपरेटर : पता नहीं, लेकिन एक मोटरसाइकिल वाले को गंभीर चोट लगी है।

कोतवाल : घायल मौके पर पड़ा है या ....?

ऑपरेटर : मौके पर ही पड़ा है।

कोतवाल : एक्जेक्ट लोकेशन क्या है?

ऑपरेटर : मॉडल टाउन मोड़ पर।

कोतवाल : (हमराह की ओर मुखातिब होकर) चल आ मेरे साथ।

हमराह : ओ.के. सर।

ऑपरेटर : (कोतवाल से) सर! कंट्रोल रूम से फिर फोन आ रहा है कि एक्सीडेंट तुरन्त अटैण्ड करें। वहाँ आफिस गोअर्स की भीड़ है, कई बड़े अफसर भी फँसे हैं वे सब कप्तान साहब से सम्पर्क कर रहे हैं।

कोतवाल : (ऑपरेटर से) फोन करके एम्बुलेन्स वाले को बताओ कि घटना स्थल पर एम्बुलेन्स लेकर तुरन्त पहुँचे और हाँ, क्रेन वाले को बोलो कि वह भी तुरन्त पहुँचे। फायर स्टेशन को भी अलर्ट कर दो एक गाड़ी मौके पर भेजें। वायरलैस पर टी.आई. को बतायें जी.टी. रोड पर तुरन्त पहुँचें। जाम लगा है, मैं पहुँच रहा हूँ।

(मोटरसाइकिल स्टार्ट होने की आवाज। कोतवाल और हमराह के जाते ही ऑपरेटर का भी मंच से प्रस्थान।)

(पर्दा गिर जाता है।)

दृश्य-5

विकल्प

स्थान - घटना स्थल

समय - प्रातः 11:10 बजे

पात्र

1. कोतवाल, 2. हमराह, 3. सातवाँ आदमी 4. आठवाँ आदमी, 5. ट्रैफिक सिपाही, 6. टी.एस.आई.

(मोटरसाइकिल के रुकने की आवाज के साथ कोतवाल के साथ हमराह, टी.एस.आई, ट्रैफिक सिपाही आदि का प्रवेश)

ट्रैफिक सिपाही : (कोतवाल की ओर मुखातिब होकर) जयहिन्द सर (कहते हुए सैल्यूट करता है।)

कोतवाल : (ट्रैफिक सिपाही के सैल्यूट का उत्तर देते हुए) जयहिन्द; कहाँ है घायल?

ट्रैफिक सिपाही : सर सूचना मिलने पर हम यहाँ पहुँचे। हमारे आने के पहले ही लोग घायल को ले गये।

कोतवाल : कहाँ ले गये?

सातवाँ आदमी : (शहर को जाने वाले रास्ते की ओर संकेत करते हुए) साहब! इधर से ले गये।

आठवाँ आदमी : एक जीप वैकल्पिक मार्ग अर्थात दड़ा या कच्ची सड़क से आकर रुकी थी, उसी में लादकर एक आदमी जो पहले से खड़ा था वही ले गया है।

सातवाँ आदमी : शायद वह दोनों परिचित थे।

कोतवाल : तुम्हें कैसे मालूम?

सातवाँ आदमी : जिस जीप में घायल को ले गये हैं, वह जीप जब रुकी थी तो पहले से खड़े व्यक्ति ने कहा था "अच्छा हुआ हम तुम्हें पीछे से आने को कह आये थे। सर्विस स्टेशन तो पहुँचे नहीं ये घटना घट गयी।"

कोतवाल : (सिपाही से) रोड क्लियर कराओ। दुर्घटनाग्रस्त हुई दोनों गाड़ियों को किनारे करके जाम में फँसी गाड़ियों को निकालो।

(मंच के पीछे से गाड़ियों को खिसकाने की आवाज 'हाँ' और; और उठाओ', खड़े-खड़े क्या कर रहे हो, जरा सा हाथ लगाओ,' तो गाड़ी खिसक जायेगी रोड क्लियर हो जायेगा।)

(दुर्घटनाग्रस्त मोटरसाइकिल की ओर इशारा करते हुए)

सिपाही : मोटर साइकिल बिल्कुल नयी है साहब! लेकिन चकनाचूर हो गयी है।

कोतवाल : एक किनारे करो उसे।

सिपाही : ठीक है सर; लेकिन दुर्घटनाग्रस्त कार को थाने पर ले जाने के लिए तो क्रेन की जरूरत पड़ेगी।

हमराह : क्रेन बाद में ले जाती रहेगी, फिलहाल इसे खिसकवाकर एक तरफ करके ट्रैफिक पास करवाओ।

(हाँ लो उठाओ; बायीं ओर को लो; थोड़ा और; एक साथ गाड़ी को उठाने एवं खिसकाने की आवाज)

कोतवाल : अब आप लोग ट्रैफिक पास करवायें।

आठवाँ आदमी : (कोतवाल की ओर मुखातिब होकर) सर! वह दोनों मेडीकल केयर सेंटर लेकर जाने के लिए कह रहे थे।

सातवाँ आदमी : नहीं, जिला अस्पताल ले जाने के लिए कह रहे थे एक्सीडेंट केस के कारण।

कोतवाल : (हमराह से) गाड़ियों की तलाशी लो।

हमराह : मोटर साइकिल में कागज नहीं हैं। नयी है। लगता है कागज अभी मिले नहीं होंगे।

कोतवाल : कार में देखो।

हमराह : (कार की ओर जाकर लौटते हुए) कार में भी कागज नहीं हैं।

आठवाँ आदमी : पहले से खड़ा आदमी सर्विस स्टेशन पर ले जाने के लिए कह रहा था। इसीलिए उसने कागज नहीं रखे होंगे।

सातवाँ आदमी : घायल को ले जाने वालों में एक दुर्घटनाग्रस्त गाड़ी वाला था और दूसरा उसी की पहचान का कोई और था।

कोतवाल : (सिपाही से) दोनों गाड़ियों के नम्बर लिखवाकर दीवान जी से एक चिट्ठी बनवाकर आर.टी.ओ. आफिस जाओ। दोनों के मालिक का नाम व पता लिखवा कर लाओ।

सिपाही : ठीक है सर।

कोतवाल : (हमराह से) आप मेडीकल केयर सेंटर या जिला अस्पताल जो भी हो वहाँ पहुँचकर हमें बताओ।

हमराह : ठीक है सर।

(सभी का मंच से प्रस्थान)

(पर्दा गिर जाता है।)

अंक-तृतीय

दृश्य-1

शपथ

स्थान - सर्विस लेन
समय - प्रातः 10:00 बजे

पात्र

1. कुलपति 2. प्रधानाचार्य, 3. उप-प्रधानाचार्य, 4. प्रोफेसर 1,2, 5. एसो.प्रोफेसर 1,2,3, 6. चपरासी 1, 2, 7. दूघोषक, 8. नर्स 1,2,3, 9. विद्यार्थी 1,2,3,4,5

(मंच पर एक तरफ उप-प्रधानाचार्य बीच में कुलपति और दूसरी तरफ प्रधानाचार्य बैठे हैं। मंच (डायस) के सामने विद्यार्थी बैठे हैं)

उद्घोषक : मित्रो! आज हमारे बीच मुख्य अतिथि के रूप में विश्वविद्यालय के माननीय कुलपति जी मौजूद हैं। कृपया तालियाँ बजाकर उनका स्वागत करें। स्वागत की इस औपचारिकता के बाद मैं सीधे कार्यक्रम पर आता हूँ। आज हमारे मेडीकल कॉलेज में पिछले पाँच वर्षों से चिकित्सा शास्त्र का अध्ययन कर रहे और डॉक्टर की डिग्री दिये जाने के लिए निर्धारित परीक्षा पास कर पात्रता हासिल कर चुके या यों कहें कि डॉक्टर बन चुके

विद्यार्थियों को कुलपति महोदय के हाथों डॉक्टर होने की डिग्री दी जायेगी।

— अन्तराल —

दोस्तो! हमारी परम्परा के मुताबिक डिग्री दिये जाने के पूर्व हम एक शपथ लेते हैं, जो पश्चिमी जगत में चिकित्सा शास्त्र और दवाओं के जनक महामना हिप्पोक्रेट के नाम पर ली जाती है। इसलिए हम इसे 'हिप्पोक्रेट्स ओथ' कहते हैं। महामना हिप्पोक्रेट ने मरीजों की चिकित्सा करने के लिए अधिकृत करने के पूर्व अपने (डॉक्टर होने वाले) विद्यार्थियों को ये शपथ ग्रहण करना अनिवार्य किया था। इस शपथ ग्रहण के बाद ही मेडीकल साइंस के छात्रों को डॉक्टर माना जाता था, इसीलिए यह परम्परा तब से चली आ रही है।

— अन्तराल —

इस शपथ के माध्यम से डॉक्टर नैतिक जिम्मेदारी अर्थात व्यवसायिक नैतिकता (एथिक्स) निभाने का वचन देता है। तीसरी शताब्दी ईशा पूर्व से पाँचवीं सदी तक यूनानी भाषा में ली जाने वाली ये शपथ अब अन्य भाषाओं में भी ली जाने लगी है। आज के इस कार्यक्रम की शुरूआत हम उसी शपथ से करेंगे। इस हेतु मैं माननीय कुलपति जी को आमंत्रित करता हूँ कि वह इस औपचारिकता को सम्पन्न करायें। इसके पूर्व मैं अपने प्रधानाचार्य जी से अनुरोध करता हूँ कि वह माननीय अतिथि का पुष्पगुच्छ से स्वागत करें।

प्रधानाचार्य : साथियो! मैं कॉलेज की तरफ से माननीय अतिथि का स्वागत करता हूँ और आपसे अनुरोध करता हूँ कि आप माननीय कुलपति जी द्वारा पढ़ी जाने वाली हिप्पोक्रेट्स ओथ (शपथ) को ध्यानपूर्वक सुने, समझें और अपने जीवन में हमेशा इसे याद रखते हुए अपना आदर्श बनाकर रखें। चिकित्सक का पेशा व्यापारिक पेशा न होकर मानव सेवा का पेशा है। ये लोगों को रोग और दर्द से मुक्ति

दिलाता है, लेकिन इसमें जरा-सी असावधानी किसी के जीवन के लिए घातक भी हो सकती है।

डॉक्टर को नैतिक रूप से जिम्मेदार बनाने के लिए ही ये शपथ ग्रहण करायी जाती है। मुझे उम्मीद है कि आप इस शपथ को अपने जीवन में बखूबी उतारेंगे। इन्हीं शब्दों के साथ मैं आमंत्रित करता हूँ। माननीय कुलपति जी को कि वह शपथ की प्रक्रिया पूर्ण करायें।

कुलपति : दोस्तो! मानव जीवन के लिए सबसे महत्त्वपूर्ण शपथ कराने के लिए मुझे अवसर देने के लिए मैं प्रधानाचार्य जी को धन्यवाद देता हूँ। मानवीय संवेदनाओं को पहचानने और उनके प्रति संवेदनशील होकर उनकी रक्षा के लिए अपना योगदान देना पुनीत कार्य है।

कौन कहाँ पैदा हुआ, उसने किस भाषा में बोलना सीखा, किस धार्मिक परिवेश में पला-बढ़ा या उसका रंग कैसा है, यह महत्त्वपूर्ण नहीं है; उसने मानवता के लिए क्या कार्य किया, यह महत्त्वपूर्ण है।

भौगोलिक सीमाएँ धरती को खण्डों में बाँट सकती हैं परन्तु मानवीय संवेदनाओं को नहीं। मुझे उम्मीद है कि आप कृत्रिम सीमाओं से ऊपर उठकर महामना हिप्पोक्रेट की शपथ को अपने मन में शब्द एवं भाव उतारेंगे और अपने व्यवसाय को मानव सेवा मानकर मिशनरी के रूप में दूसरों के दुःख-दर्द दूर करने हेतु अपनायेंगे। इन्हीं शब्दों के साथ मैं प्रारम्भ करता हूँ, शपथ; आप लोग खड़े होकर दायाँ हाथ आगे करके हमारे द्वारा पढ़ी जाने वाली शपथ को उच्चारित कर अपने मन मस्तिष्क में उतारेंगे।

— अन्तराल —

कुलपति : शपथ 1 - हम परमपिता को साक्षी मानकर शपथ लेते हैं कि हम अपनी योग्यता और परख शक्ति के अनुसार रोगी के बेहतर स्वास्थ्य के लिए हर संभव प्रयास करेंगे।

विद्यार्थीगण : हम परमपिता को साक्षी मानकर शपथ लेते हैं कि हम अपनी योग्यता और परख शक्ति के अनुसार रोगी के बेहतर स्वास्थ्य के लिए हर संभव प्रयास करेंगे।

कुलपति : शपथ 2 - मरीज को पूर्णरूपेण स्वस्थ करने के लिए उसे हर प्रकार की मदद करने के साथ-साथ उसकी किसी अन्याय या नुकसान से रक्षा करेंगे।

विद्यार्थीगण : शपथ 2 को शब्द वा शब्द दुहराते हैं।

कुलपति - शपथ 3 - हम संकल्प लेते हैं कि हम अपने कर्तव्य को पूरी निष्ठा, लगन और ईमानदारी से निभाएँगे।

विद्यार्थीगण : शब्द वा शब्द - शपथ को दुहराते हैं।

कुलपति - शपथ 4 - हम किसी के माँगने पर भी विषैली दवा नहीं देंगे और न ही ऐसी दवा की सलाह देंगे।

विद्यार्थीगण : शब्द वा शब्द - शपथ को दुहराते हैं।

कुलपति : शपथ 5 - हम रोगी से बिना कोई भेदभाव किये रोगी का सदैव हित सोचेंगे और जानबूझकर किसी के साथ कोई अन्याय नहीं करेंगे।

विद्यार्थीगण : शब्द वा शब्द - शपथ को दुहराते हैं।

कुलपति : शपथ 6 - हम पूरी शुद्धता और पवित्रता के साथ जिन्दगी और हुनर की रक्षा करेंगे।

विद्यार्थीगण : शब्द वा शब्द - शपथ को दुहराते हैं।

उद्घोषक : अब हम माननीय मुख्य अतिथि से अनुरोध करेंगे कि छात्रों को डिग्री प्रदान करने की अनुकम्पा करें।

(एक-एक करके छात्रों के नाम पुकार कर उनको डिग्री प्रदान करते हुए।)

उद्घोषक : धन्यवाद प्रस्ताव के लिए हम अनुरोध करेंगे उप-प्रधानाचार्य से कि वह आयें और धन्यवाद ज्ञापन करें।

डॉक्टर : (सिर ऊपर नीचे करते हुए) तो क्या पुलिस के पचड़े में हम पड़ें। (नकार में सिर को दायें-बायें घुमाते हुए) न भई न।

पहला आदमी : एफ.आई.आर. के लिए कहाँ जाना पड़ेगा?

डॉक्टर : कोतवाली।

पहला आदमी : हमने तो सुना है कि एक एफ.आई.आर. अस्पताल में ही हो जाती है।

डॉक्टर : आप शायद और कहीं के बारे में सुने होंगे।

पहला आदमी : तो ये तो बड़ी गलत बात है। इस तरह तो इलाज से पहले ही घायल का काम तमाम हो सकता है।

डॉक्टर : जो है सो है। इसमें कोई क्या कर सकता है?

पहला आदमी : (मुँह बनाते हुए) घायल की एफ.आई.आर. की व्यवस्था तो अस्पताल में ही होनी चाहिए और मेरे हिसाब से तो ये सारी जिम्मेदारी भी डॉक्टर की होनी चाहिए कि वह पुलिस को सूचित करे और इलाज शुरू कर दे।

डॉक्टर : (मुँह बनाते हुए) होना तो बहुत कुछ चाहिए लेकिन जो है सो है।

पहला आदमी : (गिड़गिड़ाते हुए) प्लीज सर! इंसानियत के नाते ही इसका इलाज शुरू कर दीजिए। इसे घायल हुए काफी देर हो चुकी है। इसलिए इसको इलाज जल्दी से जल्दी मिले तभी उसकी रिकवरी हो पायेगी।

डॉक्टर : मैं पहले ही कह चुका हूँ एफ.आई.आर. होगी पहले।

पहला आदमी : (मुँह बनाते हुए) इन्हीं पचड़ों की वजह से लोग पतली गली से निकल लेते हैं।

जीप वाला : सड़क जाम के कारण बेचारा पहले ही सड़क पर काफी देर तक पड़ा रहा, अब एफ.आई.आर. के पचड़े में और देर लगेगी। (हाथ माथे पर रखकर) कहीं इन पचड़ों में इसकी जान न कहीं च...

पहला आदमी : (गिड़गिड़ाते हुए) सर! चाहे जो फीस ले लीजिए इसे बचा लीजिए। साहब इसे बचा लीजिए। जल्दी मेडीकल एड मिल जायेगी तो ये बच जायेगा। बड़ी कृपा होगी। इंसानियत के नाते ही इसे बचा लीजिए। आपका भी कोई बेटा होगा। उसी को मानकर बचा लीजिए।

डॉक्टर : (झिड़कते हुए) कह दिया न; कि मेडिकोलीगल केस है। पहले एफ.आई.आर. होगी।

पहला आदमी : ठीक है। अगर एफ.आई.आर. पहले ही जरूरी है तो आप इलाज शुरू करें, हम एफ.आई.आर. करवा कर आते हैं।

डॉक्टर : लेकिन घायल को भी साथ ले जाना पड़ेगा। चोटों के ब्यौरे एफ.आई. आर. में लिखे जायेंगे।

पहला आदमी : (मुँह बनाते हुए) लेकिन बहुत अमानवीय है ये व्यवस्था।

डॉक्टर : जो है सो है।

पहला आदमी : इसे कहते हैं घाव पर नमक छिड़कना।

डॉक्टर : जो है सो है।

पहला आदमी : (निराश होकर स्टेचर ब्यॉय की ओर संकेत करते हुए) चल भई मजबूरी है तो है। न जाने कब बदलेगी ये व्यवस्था।

(स्टेचर पर घायल को लेकर स्टेचर ब्यॉय के साथ पहला आदमी और जीप वाले का मंच से प्रस्थान)

(पर्दा गिर जाता है।)

अंक-चतुर्थ

दृश्य-1

प्राथमिकी

स्थान - कोतवाली

समय - प्रातः 11:55 बजे

पात्र

1. दीवान जी, 2. संतरी, 3. वायरलैस ऑपरेटर, 4. जीप वाला, 5. सिपाही (होमगार्ड), 6. पहला आदमी, 7. सिपाही (दूसरा), 8. घायल

(मंच के एक छोर पर एक टेबल जिस पर कुछ फाइलें और रजिस्टर रखे हैं। एक पुराना सा चश्मा और एक पेन तथा पेंसिल और क्लिप बोर्ड में लगे हुए कुछ सफेद कागज। इस टेबल के साथ एक साधारण सी कुर्सी। नीचे एक डस्टबिन, डस्टबिन के बगल में पान के छींटों (लाल रंग) वाले कागज के टुकड़े मंच के दूसरे छोर पर रखी टेबल जिस पर टेबल क्लॉथ पड़ा है। पेपर वेट रखे हैं, कलमदान रखा है, कुछ व्यवस्थित पत्रावलियाँ और रजिस्टर, कुर्सी टेबल और टेबल पर कोतवाल लिखा बोर्ड। टेबल के नीचे डस्टबिन। कुर्सी पर एक सफेद तौलिया, मंच पर आगे लाल पगड़ीधारी संतरी)

दीवान जी : अपनी टेबल पर बिखरे कागजों अथवा फाइलों में लगातार कुछ लिखते और धीरे-धीरे झपकी (नींद) लेते हुए।

ऑपरेटर : दीवान जी, दीवान जी, अरे ओ दीवान जी।

दीवान जी : (हड़बड़ाकर आँखें खोलते हुए) क्या हुआ? कहाँ बम फटा? किसका एक्सीडेंट हुआ?

ऑपरेटर : दीवान जी तुम्हें तो दिन में भी एक्सीडेंट के सपने आते हैं। कभी तो अच्छी बात कर लिया करो।

दीवान जी : तू कब आ गया?

ऑपरेटर : मैं काफी देर से आया हूँ।

दीवान जी : ड्यूटी बदली, हमें बताया भी नहीं।

ऑपरेटर : आपकी आँख लग गयी थी, इसलिए नहीं बताया, ड्यूटी बदलने का चार्ज सर्टीफिकेट हाजरी रजिस्टर में रख दिया।

दीवान जी : जल्दी से बता क्या कह रहा था?

ऑपरेटर : (पर्दे के पीछे से वायरलैस की आवाज) कमाण्ड डी.सी.आर. हाइवे पर जाम लगा है।

दीवान जी : हाँ बता।

ऑपरेटर : कमाण्ड डी.सी.आर. सुना नहीं; हाइवे पर जाम लगा है। कप्तान साहब वहाँ से गुजरेंगे।

दीवान जी : कोतवाल साहब वहीं गये हैं। आगे बोल।

संतरी : (दीवान जी की टेबिल की ओर बढ़कर)

दीवान जी : (दीवान जी चश्मे के अन्दर से आँखे ऊपर उठाकर देखते हुए संतरी से) तू भी बोल।

संतरी : कोई एफ.आई.आर. लिखाने आया है।

दीवान जी : चल भेज।

पहला आदमी : साहब से मिलना है।

दीवान जी : (बिना बोले लिखते हुए और फिर चश्मे में से ऊपर की ओर आँखें करके देखते हुए और हूँ की आवाज बोलते हुए और फिर लिखने में व्यस्त)

पहला आदमी : (कुछ क्षण इन्तजार करने के बाद) दीवान जी ....।

दीवान जी : (चश्मे में से ऊपर देखते हुए) हैं नहीं।

पहला आदमी : एफ.आई.आर. करवानी है।

दीवान जी : कह दिया; हैं नहीं, (सिर हल्का सा ऊपर फिर नीचे करके हिलाते हुए) आ तो जाने दे; कोतवाल साहब को।

पहला आदमी : कब तक आयेंगे?

दीवान जी : जब जाम खुल जायेगा।

पहला आदमी : जाम पता नहीं कब तक खुले?

दीवान जी : (हूँ करते हुए) इतना बेचैन क्यों है? तसल्ली रख, तसल्ली।

पहला आदमी : घायल का खून काफी बह चुका है।

दीवान जी : (जिज्ञासा की मुद्रा में भौंहें ऊपर करके) क्या हुआ?

पहला आदमी : एक्सीडेंट।

दीवान जी : तू कौन है?

पहला आदमी : मैं इसके साथ हूँ।

(मोटर साइकिल के आने की आवाज और फिर बन्द होने की)

पहला आदमी : लगता है कोतवाल साहब आ गये।

(पहले आदमी का प्रस्थान)

(पर्दा गिर जाता है।)

दृश्य-2

संलग्नक

स्थान - कोतवाली
समय - दोपहर 12:10 बजे

पात्र

1. कोतवाल, 2. संतरी, 3. वायरलैस, ऑपरेटर 4. जीप वाला,
5. सिपाही, (होमगार्ड) 6. पहला आदमी, 7. सिपाही, (दूसरा)
8. घायल, 9. दीवान जी

(बूटों की आवाज के साथ कोतवाल का मंच पर प्रवेश, कुर्सी पर बैठते हुए)

दीवान जी : (कोतवाल साहब की ओर मुखातिब होकर) सर! ये (पहला आदमी और कार वाले की ओर संकेत करके) लोग एक घायल को लेकर आये हैं।

कोतवाल : (आश्चर्य एवं पूछताछ की मुद्रा में) घायल।

पहला आदमी : जी।

कोतवाल : मॉडल टाउन से।

जीप वाला : जी।

कोतवाल : (गुस्सा करते हुए) तू कौन है बे। बीच में कहाँ से बोल पड़ा।

जीप वाला : मैं भी इसके साथ हूँ।

कोतवाल : कैसे घायल हुआ?

जीप वाला : एक्सीडेंट में।

कोतवाल : तेरा क्या लगता है?

जीप वाला : कुछ नहीं

कोतवाल : तेरी गाड़ी से टकराया है।

जीप वाला : नहीं।

कोतवाल : फिर कैसे ले आया।

जीप वाला : इंसानियत के नाते।

कोतवाल : गाड़ी तेरी है?

जीप वाला : जी।

कोतवाल : गाड़ी के कागज।

जीप वाला : गाड़ी में।

कोतवाल : ड्राईविंग लाइसेन्स।

जीप वाला : है।

कोतवाल : ले के आ।

जीप वाला : (पहले आदमी की ओर इशारा करते हुए) जा तू ले आ डेस बोर्ड में पड़े हैं।

कोतवाल : तू इतना धर्मात्मा तो नहीं लगता। असली बात बता माजरा क्या है?

जीप वाला : जाम लगा था, खिसकते-खिसकते मुझे एक कट मिला और मैं सर्विस लेन पर चलने लगा। उसमें भी एक कट मिला जिससे कच्चा दड़ा (कच्ची सड़क) मिला वहीं एक लोकल आदमी था उससे पूछा तो उसने बताया कि ये दड़ा (कच्ची सड़क) मॉडल टाउन के पास मेन रोड़ में मिलेगा। मैं आगे पहुँचा तो मेरे इस मित्र (पहले आदमी की ओर इशारा करके) ने मुझे देखकर कहा।

कोतवाल : क्या कहा?

जीप वाला : घायल जिन्दा है, अस्पताल ले चलते हैं। दुर्घटना के बाद का पहला घण्टा जिन्दगी और मौत के बीच का वह

गोल्डन ऑवर है जिसमें इलाज मिल जाये तो जान बच सकती है। पुलिस के आते-आते कहीं.....। मैं उसकी जान की खातिर तत्काल अस्पताल ले चलने के लिए तैयार हो गया। डॉक्टर के पास पहुँचे तो डॉक्टर ने कहा मेडिकोलीगल केस है, पहले एफ.आई.आर. कराओ। इसलिए एफ.आई.आर. कराने आये हैं।

कोतवाल : (बीच मे ही बात काटते हुए) दीवान जी इसकी रपट लिख लो। चोटों का ब्यौरा इंचीटेप से नापकर अलग से नत्थी कर देना।

दीवान जी : इंचीटेप आपकी दराज में है।

कोतवाल : (दराज खोलकर देखते हुए) इसमें नहीं है। बाहर से फुटा (स्केल) मंगा लो।

दीवान जी : (गाड़ी वाले की ओर इशारा करते हुए) बाहर दुकान से एक फुटा और एक कार्बन लेकर आ।

जीप वाला : (गाड़ी के कागज लेकर आते पहले आदमी को वापस लौटने का संकेत करते हुए) एक फुटा और कार्बन भी बाहर की दुकान से ले आ।

(जीप वाला गाड़ी के कागज कोतवाल की ओर बढ़ाते हुए। कोतवाल साहब कागजों को लेकर देखते हें और फिर दीवान जी को पकड़ा देते हैं।)

पहला आदमी : (कार्बन पेपर और फुटा पकड़ाते हुए) ये लीजिए दीवान जी और जरा जल्दी कीजिए घायल बुरी तरह कराह रहा है।

(पर्दे के पीछे से कराहने की आवाज)

कोतवाल : (फोन की घण्टी पर फोन खोलते हुए कान पर रखकर) अभी आया। दीवान जी रपट बनाकर होमगार्ड के साथ इसे अस्पताल भेज देना कहते हुए कोतवाल का मंच से प्रस्थान)

(पर्दे के पीछे से मोटरसाइकिल के स्टार्ट होने की आवाज)

(पर्दा गिर जाता है।)

अंक-पंचम

दृश्य-1

भर्ती

स्थान - इमरजेंसी
समय - दोपहर 12:45 बजे

पात्र

1. घायल, 2. पहला आदमी, 3. जीप वाला, 4. होमगार्ड, 5. डॉक्टर, 6. नर्स, 7. स्टेचर ब्वॉय

(मंच पर डॉक्टर व नर्स, स्टेचर ब्वॉय और कुछ लोग मंच पर एक ओर से दूसरी ओर जाते हुए और कुछ लोग दूसरी ओर से आते हुए। स्टेचर पर घायल को लिए हुए स्टेचर ब्वॉय, होमगार्ड के साथ पहला आदमी और जीप वाला मंच पर प्रवेश करते हैं। डॉक्टर ऑन ड्यूटी अपनी चेयर पर मुस्तैद बैठा है, उसके सामने टेबल पर स्टेथिस्कोप रखा है।)

होमगार्ड : (डॉक्टर की ओर मुखातिब होकर) जयहिन्द सर, कोतवाली से आये हैं; (कागज थमाते हुए) ये रपट लीजिए और घायल को भर्ती कर लीजिए।

डॉक्टर : कौन है इसके साथ?

पहला आदमी : मैं हूँ।

डॉक्टर : (नर्स की ओर संकेत करते हुए) सिस्टर पेपर फोरमलिटी पूरी कराओ और ओ.टी. में भेजो।

नर्स : (कुछ फार्म पहले आदमी की ओर बढ़ाते हुए) भरिए और दस्तखत कीजिए।

पहला आदमी : आप ही भर लो, मैं दस्तखत कर दूँगा।

नर्स : मरीज का नाम।

पहला आदमी : मालूम नहीं।

नर्स : तो आप क्यों लाए?

पहला आदमी : इन्सानियत के नाते।

नर्स : (कोतवाली की रिपोर्ट देखकर मरीज भर्ती हेतु निर्धारित फार्म भरने की औपचारिकता पूरी करती हुई और फिर दस्तखत के लिए पहले आदमी की ओर बढ़ाती हुई)

पहला आदमी : (दस्तखत करता है और कागज वापस दे देता है।)

नर्स : आपका नाम।

पहला आदमी : पुनीत।

नर्स : (सिर हिलाते हुए मुस्कराहट भरे चेहरे से बोलती हुई) यथा नाम तथा गुण। (दस्तखत के नीचे पुनीत लिख देती है और फिर पहले आदमी की ओर मुखातिब होकर) फोन नम्बर।

पहला आदमी : (विजिटिंग कार्ड थमाते हुए) इसमें लिखा है।

नर्स : (पहले आदमी की ओर मुखातिब होकर) पता।

पहला आदमी : विजिटिंग कार्ड में सब कुछ है।

नर्स : (स्टेचर ब्यॉय की ओर मुखातिब होकर) मरीज को ओ.टी. में ले चलो।

डॉक्टर : (पहले आदमी की ओर संकेत करते हुए) दो यूनिट ब्लड का बंदोबस्त करके लाइए।

पहला आदमी : ब्लड बैंक के लिए पर्चा बना दीजिए सिस्टर।

नर्स : (एक इंजेक्शन में घायल का ब्लड सेम्पल लेकर ब्लड ग्रुप टैस्ट करने के लिए लैब में भेजती है दवाएँ लिखकर एक पर्चा पहले आदमी को थमा देती है।)

पहला आदमी : कहाँ मिलेंगी?

नर्स : बाहर।

पहला आदमी : दवाएँ और बोतल लेकर पहला आदमी वापस आकर (नर्स से) लीजिए।

नर्स : (दवाएँ और ग्लूकोज की बोतल लेकर वार्ड ब्यॉय से) ये दवाएँ अन्दर लो और घायल को ओ.टी. में ले जाओ।

पहला आदमी : क्या ब्लड ग्रुप चैक होकर आ गया?

नर्स : जी हाँ

पहला आदमी : क्या है?

नर्स : ए निगेटिव है।

पहला आदमी : ए निगेटिव। आपके चेहरे के हाव-भाव से लगता है ये रेयर ब्लड ग्रुप है।

नर्स : नहीं, मिल जाता है। हाँ लेकिन थोड़ा ढूँढ़ना पड़ेगा।

(घायल को स्टेचर पर लेकर स्टेचर ब्यॉय, डॉक्टर, नर्स ओ.टी. के लिए प्रस्थान करते हैं। उनके प्रस्थान के साथ ही पहला आदमी ब्लड बैंक के लिए प्रस्थान करता है।)

(मंच से सभी का प्रस्थान)

(पर्दा गिर जाता है।)

दृश्य-2

परीक्षण

स्थान - ब्लड बैंक

समय - अपरान्ह 12:35 बजे

पात्र

1. पहला आदमी, 2. रिसेप्शनिस्ट, 3. सैम्पल संग्राहक, 4. नर्स

(परदे के पीछे से ब्लड बैंक में चलने वाली मशीनों की आवाज, रिसेप्शनिस्ट एक कुर्सी पर बैठी है। लोग रिसेप्शनिस्ट से पूछताछ करने के लिए आ जा रहे हैं।)

पहला आदमी : (रिसेप्शनिस्ट की ओर पर्चा बढ़ाते हुए) दो यूनिट ब्लड चाहिए।

रिसेप्शनिस्ट : कौन सा ब्लड ग्रुप है?

पहला आदमी : पर्चे में लिखा होगा।

रिसेप्शनिस्ट : (मुँह बनाते हुए) ए निगेटिव, रेयर ग्रुप है, कोई डोनर है?

पहला आदमी : नहीं।

रिसेप्शनिस्ट : फिर।

पहला आदमी : मैं दे दूँगा।

रिसेप्शनिस्ट : तुम्हारा ब्लड ग्रुप क्या है?

पहला आदमी : मालूम नहीं।

रिसेप्शनिस्ट : (दीवार पर लगे बोर्ड की ओर संकेत करते हुए) पढ़ो और डोनर का इन्तजाम करो।

पहला आदमी : सिस्टर जो भी पैसे लगेंगे हम देंगे। हमें पर्चे में लिखे ग्रुप का दो यूनिट ब्लड सैम्पल दे दो शायद बच ही जाय।

रिसेप्शनिस्ट : ब्लड कोई खरीदने की चीज नहीं है। हम एक्सचेंज करते हैं।

पहला आदमी : कहीं से अरेन्ज करिए प्लीज। देखिए आपके स्टॉक में होगा।

रिसेप्शनिस्ट : ब्लड किसी फैक्ट्री में नहीं बनता जो स्टॉक कर लें। यह तो आदमी के शरीर से निकलता है। वहीं बनता है। इसकी न कोई जाति होती है, न कोई रैंक होती है, इसका कोई धर्म भी नहीं होता। ये सिर्फ आदमी का होता है और आदमी के शरीर में बनता है। इसलिए कोई डोनर ढूँढ़िए।

पहला आदमी : मैं समझ गया। आप मेरा टैस्ट कर लीजिए। मैं अपने मित्रों, रिश्तेदारों और नौकरों को बुलाता हूँ शायद किसी का मिल ही जाये।

रिसेप्शनिस्ट : (नर्स की ओर मुखातिब होकर) सिस्टर इनका ब्लड ग्रुप टैस्ट करके एक सैम्पल ले लो।

नर्स : (इंजेक्शन लेकर पहले आदमी की बाँह से ब्लड निकालती है और चली जाती है। थोड़ी देर में नर्स पुनः उपस्थित होती है।)

रिसेप्शनिस्ट : (नर्स की ओर मुखातिब होकर) कौन-सा ग्रुप है?

नर्स : ए निगेटिव।

पहला आदमी : मैंने कभी टैस्ट नहीं कराया था। आज टैस्ट हो गया। मेरा ए-निगेटिव है तो शायद उसकी जान बच जाये। सिस्टर आप मेरा ब्लड ले लीजिए।

नर्स : (नर्स पहले आदमी की बाँह से ब्लड निकालने का अभिनय करती है और प्रोसेसिंग के लिए अन्दर यानी मंच से जाती है। नर्स सैम्पल के साथ उपस्थित होती है। रिसेप्शनिस्ट को थमा देती है।)

पहला आदमी : थैंक्स गॉड! मेरा खून किसी के काम तो आयेगा।

नर्स : खून वाकई जरूरतमदों को देना चाहिए, वह तो 24 घण्टे में फिर पूरा हो जाता है।

पहला आदमी : सिस्टर लोग तो खून सड़कों पर झगड़ों में बहाते हैं। कोई यहाँ आये और समझे खून कहाँ देना चाहिए।

नर्स : आप सही कह रहे हैं। खून इन्सान की जान है, इसी के माध्यम से शरीर में ऑक्सीजन पहुँचती है। ऑक्सीजन से आदमी जिन्दा रहता है। लेकिन कौन समझाए जरा जरा सी बातों में लोग खून बहाने पर उतारू हो जाते हैं।

रिसेप्शनिस्ट : (सैम्पल देख-देख कर रजिस्टर में बने कॉलम में ग्रुप के आगे 'ए निगेटिव' लिखती हुई, फिर पहले आदमी की ओर सैम्पल बढ़ाती हुई) लो।

पहला आदमी : थैंक यू वैरी मच।

(सैम्पल लेकर पहले आदमी का मंच से प्रस्थान)

(पर्दा गिर जाता है।)

अंक-षष्टम

दृश्य-1

ममता

स्थान - कोतवाल का घर
समय - अपरान्ह 12:55 बजे

पात्र

1. कोतवाल की पत्नी, 2. कोतवाल की बहू, 3. कोतवाल की बेटी

(कोतवाल की पत्नी मंच पर इधर-उधर घूमते हुए। कभी घड़ी देखते हुए, कभी दरवाजे की ओर झाँकते हुए)

कोतवाल की बेटी : मम्मी जी! आप कुछ परेशान सी लग रही हैं? आपकी तबीयत तो ठीक है?

कोतवाल की पत्नी : मुझे क्या होगा। मुझे तो तुम लोगों की चिन्ता रहती है। तू स्कूल से जब तक नहीं आ जाती तब तक मैं चिन्ता में रहती हूँ।

कोतवाल की बेटी : मैं तो यहीं हूँ।

कोतवाल की पत्नी : लेकिन मृगेन्द्र तो बाहर है।

कोतवाल की बेटी : अगर इस तरह परेशान होगी तो हर वक्त परेशान ही रहोगी। कभी हम बाहर कभी भैया बाहर और पापा तो अक्सर बाहर रहते ही हैं। उनका जॉब तो खतरों से खेलने वाला ही है।

कोतवाल की बहू : माँ जी सब ठीक तो है। आप काफी चिन्तित सी लग रही हैं।

कोतवाल की पत्नी : (गहरी सांस लेते हुए) जिसका बेटा और पति बाहर हों उसे चिन्ता नहीं तो क्या खुशी होगी।

कोतवाल की बेटी : मम्मी आप तो भाभी से ट्रेडिशनल सास की तरह पेश आती हो।

कोतवाल की बहू : माँ जी की चिन्ता सही है। मुझे भी कुछ घबराहट सी लग रही थी इसलिए मैं आपके पास आयी।

कोतवाल की पत्नी : मुझे भी अन्दर से घबराहट लग रही है इसीलिए टहल रही थी कि शायद मन बहल जाय। न जाने क्यों बार-बार हिचकियाँ आ रही हैं। (बहू की ओर मुखातिब होकर) मृगेन्द्र का इंटरव्यू कितने बजे खत्म होगा?

कोतवाल की बहू : दोपहर 12 बजे तक खत्म होने के लिए कह रहे थे।

कोतवाल की बेटी : भैया आते ही होंगे।

कोतवाल की पत्नी : मुझे आज अचानक उसका बचपन का चेहरा याद आ गया।

(मोटरसाइकिल की आवाज सुनकर माँ, बेटी और बहू सभी का मंच से प्रस्थान)

(पर्दा गिर जाता है)

दृश्य-2

आशंका

स्थान - कोतवाल का घर
समय - अपरान्ह 01:10 बजे

पात्र

1. कोतवाल, 2. कोतवाल की पत्नी, 3. कोतवाल की बहू, 4. कोतवाल की बेटी

(कोतवाल की पत्नी मंच पर इधर-उधर घूमती हुई। पर्दे के पीछे मोटरसाइकिल के आने की आवाज और फिर रुक जाने पर बन्द होने की आवाज। बूट की आवाज के साथ ही कोतवाल का मंच पर प्रवेश।)

कोतवाल : (पत्नी से) आज न जाने क्यों बार-बार हिचकियाँ आ रही हैं?

कोतवाल की पत्नी : कोई याद कर रहा होगा।

कोतवाल : हमें कौन याद करेगा तेरे सिवाय वह भी राशन खत्म होने पर।

कोतवाल की पत्नी : मैं तो कह ही नहीं पायी कि मुझे भी आज हिचकियाँ आ रही हैं

कोतवाल : मृगेन्द कहाँ है?

कोतवाल की पत्नी : (कोतवाल की ओर मुखातिब होकर) मृगेन्द्र का आज इंटरव्यू था, अभी तक नहीं आया।

कोतवाल : (पत्नी से) कितने बजे खत्म होना था इंटरव्यू?

कोतवाल की पत्नी : ये तो पता नहीं लेकिन लेट हो जाने पर हमेशा फोन कर देता था।

कोतवाल : (जोर से) इंटरव्यू कितने बजे खत्म होना था।

कोतवाल की बेटी : (टेबल पर पानी का गिलास रखती हुई) भैया बारह बजे तक खत्म होने के लिए कह रहे थे। लौटते मे लेकिन आर.टी.ओ. आफिस से बाइक के कागज भी लाने को कह रहे थे।

कोतवाल की पत्नी : (बेटी से कहते हुए) आता ही होगा। रोड़ पर जाम तो अब आम हो गया है। बेटा! अपनी भाभी से कह कि वह पापा के लिए चाय बना ले।

कोतवाल की बेटी : जी मम्मी जी।

कोतवाल की बहू : (बहू रसोई की ओर जाकर तुरन्त लौटती हुई) माँ जी! सिलेन्डर खत्म हो गया है। भरा वाला अभी आया नहीं है।

कोतवाल की पत्नी : मैंने गैस वाले से कह दिया था। उसने तुरन्त भेजने को कह दिया था। आता ही होगा।

(दरवाजे की घण्टी बजती है)

कोतवाल की पत्नी : (घण्टी सुनकर) गैस वाला होगा।

कोतवाल की बेटी : कोल्ड ड्रिंक वाला है।

कोतवाल की पत्नी : तब तक कोल्ड ड्रिक बर्फ डालकर ले आ।

कोतवाल की बहू : टेबिल पर कोल्ड ड्रिंक का गिलास रखती है।

कोतवाल की पत्नी : (कोतवाल की ओर मुखातिब होकर) आप भी उसकी जिद में आ गये। मोटरसाइकिल दिला दी।

कोतवाल : आजकल के लड़के पुराने स्कूटर से कहाँ चलते हैं। उन्हें तो मोटरसाइकिल चाहिए और तू भी तो उसकी हाँ में हाँ मिलाकर कहने लगी थी।

कोतवाली की पत्नी : (मुँह बनाकर) एक ही तो लड़का है। मोटरसाइकिल ही तो माँग रहा था। कोई होन्डा सिटी कार थोड़ई माँग रहा था।

कोतवाल : तुम माँ बेटे की जिद के आगे मैं क्या करता?

कोतवाल की पत्नी : मैंने तो इसलिए कह दिया था क्योंकि वह कह रहा था कि एल.जी. कम्पनी में सब अपनी-अपनी गाड़ी से आते हैं।

कोतवाल की बहू : ट्रे लेकर आती है और कोतवाल के सामने सेंटर टेबल पर रखे गिलास लेकर चली जाती है।

कोतवाल : (घड़ी को देखते हुए) सवा बज गये हैं तेरे हिसाब से तो उसे आ जाना चाहिए था।

कोतवाल : (पत्नी से) बहू से पूछो लाइसेन्स के लिए आर.टी.ओ. आफिस उस दिन जाना था क्या वहाँ जाकर लाइसेन्स बनवा लिया था?

कोतवाल की पत्नी : नहीं, आज जाने के लिए कह रहे थे।

कोतवाल : (पत्नी से) मोटरसाइकिल लेकर तूने क्यों जाने दिया। वह अभी ठीक से चलाना भी नहीं जानता। लाइसेन्स भी नहीं है।

कोतवाल की पत्नी : वह कह रहा था कि उसने अपने दोस्त की बाइक से चलाना सीख लिया है। उधर कोई सवारी नहीं मिलेगी। लेट हो जायेंगे। इसलिए उसने जिद की थी। हमको लगा इंटरव्यू में लेट हो गया तो छूट जायेगा। इसलिए ले जाने दिया। (कोतवाल तुरन्त उठते हैं।

(कोतवाल के उठते ही मंच से सभी का प्रस्थान)

(पर्दा गिर जाता है।)

अंक-सप्तम

दृश्य-1

उत्तरदायित्व

स्थान - इमरजेंसी
समय - अपरान्ह 01:25 बजे

पात्र

1. डॉक्टर, 2. नर्स, 3. पहला आदमी, 4. जीप वाला,
5. कोतवाल, 6. रिसेप्शनिस्ट, 7. अखबार की, संवाददाता

(मंच पर रिसेप्शनिस्ट और डॉक्टर बैठे हैं। डॉक्टर की मेज जिस पर स्टैथस्कोप रखा है। मंच के बीच में कुछ लोग खड़े हैं जिनमें पहला आदमी, जीप वाला और अखबार की संवाददाता आदि हैं। वे आपस में बातें करते हैं।)

पहला आदमी : अस्पताल और कोतवाली से तो भगवान बचाए।

संवाददाता : लेकिन आदमी की जिन्दगी के लिए दोनों आवश्यक हैं। हाँ ये बात अलग है कि इन संवेदनशील पदों पर कभी-कभी संवेदनशून्य लोग आसीन हो जाते हैं।

पहला आदमी : हम डॉक्टर को धरती पर भगवान का अवतार मानते हैं।

संवाददाता : बशर्ते उस रूप में वह पेश आये।

पहला आदमी : यही तो मुश्किल है राज्य के सारे अंग पुलिस प्रशासन, पब्लिक और उनके प्रतिनिधि ठीक से कार्य करें तो कोई भी काम मुश्किल नहीं है।

संवाददाता : अरस्तू ने तभी तो कहा था ''राज्य ईश्वर का धरती पर अवतरण है'' (स्टेट इज दी मार्च ऑफ गॉड ऑन अर्थ) (ऑपरेशन थियेटर से बाहर आते हुए डॉक्टर को देखकर सभी डॉक्टर की ओर बढ़ते हैं।)

पहला आदमी : सब ठीक तो है डॉ. साहब।

डॉक्टर : (बिना उत्तर दिये आगे बढ़ जाते हैं।)

संवाददाता : डॉक्टर साहब! घायल की स्थिति कैसी है?

डॉक्टर : (बिना बोले आगे बढ़ते हुए।)

(किसी से भी बात करने या मिलने के लिए मना करते हुए डॉक्टर अपने चेम्बर का दरवाजा बन्द कर लेता है।)

(मंच के पीछे से मोटरसाइकिल की आवाज और फिर रुकने की आवाज सभी का एक-एक कर मंच से प्रस्थान)

(पर्दा गिर जाता है।)

दृश्य-2

प्राविधान

स्थान - इमरजेंसी

समय - अपराह्न 02:00 बजे

पात्र

1. डॉक्टर, 2. नर्स, 3. पहला आदमी, 4. जीप वाला, 5. संवाददाता
6. रिसेप्शनिस्ट, 7. कोतवाल 8. अधिकारी

(पर्दे के पीछे से मोटरसाइकिल के रुकने की आवाज, फिर कोतवाल के बूटों की आवाज और फिर कोतवाल का मंच पर प्रवेश)

संवाददाता : (कोतवाल की ओर मुखातिब होकर) क्या आपने आज मॉडल टाउन मोड़ पर हुए एक्सीडेंट की सारी जानकारी ले ली है?,

कोतवाल : जी!

संवाददाता : क्या आपको ये मालूम है कि कोतवाली और अस्पताल में घायल के साथ क्या हुआ

कोतवाल : (बिना बोले कोतवाल आगे बढ़ते हैं। डॉक्टर का कमरा बन्द देखकर कोतवाल बाहर रुक जाता है।)

संवाददाता - (मुँह बनाकर लगभग चिल्लाते हुए) आप लोगों से तो कहीं ज्यादा संवेदनशील ये (पहले आदमी की ओर संकेत कर) कॉरपोरेट जगत का आदमी है जो एक्सीडेंट के

बाद भागा नहीं। तमाम दिक्कतें झेलकर भी घायल को भर्ती कराया और घायल को बचाने के लिए अपना खून देकर हर सजा पाने के लिए यहाँ खड़ा है। क्या सजा है इसकी तुम्हारे कानून में?

— अन्तराल —

(संवाददाता और कोतवाल का संवाद सुनकर डॉक्टर बाहर आता है।)

(ऊँची आवाज में) आप अब भी इलाज से पहले मेडिकोलीगल कराकर घायल को तड़पा-तड़पाकर मार रहे हैं? क्या आपको एम.वी. एक्ट की धारा-134 नहीं मालूम; जिसमें घायल का उपचार तुरन्त शुरू करने का प्राविधान है। मेडिकोलीगल क्या आदमी की जान से भी ज्यादा जरूरी है? मैंने अपने दैनिक में कई बार इस प्राविधान और आप लोगों द्वारा मेडिकोलीगल के नाम पर मरीज को तड़पा-तड़पाकर मारने की खबर छापी थी और आप (डॉक्टर और कोतवाल) दोनों को पढ़ने के लिए प्रति भी दी थी।

— अन्तराल —

(कोतवाल की ओर मुखातिब होकर) पुलिस पद ग्रहण के समय व्यक्तिगत राग-द्वेष से ऊपर मानवाधिकार को रखने के लिए ली जाने वाली शपथ क्या यही है?

— अन्तराल —

संवाददाता : (डॉक्टर की ओर मुखातिब होकर) क्या डॉक्टर की डिग्री दिये जाने के पहले दिलायी जाने वाली 'हिपोक्रेट्स ओथ' यही है?

डॉक्टर : (कोतवाल की ओर बढ़कर और फिर चिपटकर रोते हुए) समधी साहब! मेडिकोलीगल के समय मृगेन्द्र को क्या आपने भी नहीं देखा था?

(डॉक्टर और दरोगा दोनों की आँखों से आँसू निकल पड़ते हैं।)

(मंच पर सन्नाटा छा जाता है।)

— अन्तराल —

संवाददाता : अब मैं ये भी बताना चाहती हूँ कि ये एक्सीडेंट इसी (पहले आदमी की ओर इशारा करते हुए) की गाड़ी से हुआ था, लेकिन इसकी गलती से नहीं। तुम्हारा बेटा बगैर लाइसेन्स के ही गाड़ी चला रहा था। उसको सड़क के नियम कानून का ज्ञान नहीं था। पुलिस का चिन्ह गाड़ी पर लगा लेने के बाद उसे ये मालूम था कि उसे और उसकी बाइक को कोई टोक नहीं सकता। गाड़ी बिना पंजीयन नम्बर की; केवल तीन दिन पुरानी है। जाहिर है तुम्हारे बेटे को चलाना नहीं आता था। उसने बगैर इंडीकेटर दिये और बगैर दायीं ओर देखे अपनी बाइक मोड़ दी, जिससे इसकी गाड़ी टकरा गयी, लेकिन ये भागा नहीं। सारे खतरे उठाकर भी इसने इन्सानियत का परिचय देते हुए अपने नैतिक कर्तव्य का निर्वाह किया।

— अन्तराल —

ये दुर्घटना प्रातः 9:40 पर हुई थी और इसने सारी कठिनाइयों के बाद भी 'गोल्डन ऑवर' (दुर्घटना के बाद पहला घण्टा) इस एक घण्टे के अन्दर घायल को इलाज मिल जाने पर बचने की संभावना अधिक रहती है इसलिए इसे गोल्डन ऑवर कहते हैं।) में ही घायल को अस्पताल पहुँचा दिया था। इसने एक-एक मिनट बचाया था। रास्ते से ही फोन करके अपने परिचित को मेडीकल केयर सेंटर भेजा, ताकि घायल को पहुँचने से पहले वह स्टेचर वाले को लेकर गेट पर मिले और उसके माध्यम से घायल को ऑपरेशन थियेटर तक की औपचारिकता में समय बचाया जा सके। ट्रौमा अटैण्ड करने वाले डॉक्टरों की टीम को बुलाने के लिए रिसेप्शन पर पहले से ही रिक्वेस्ट कर ली थी ताकि घायल को गोल्डन ऑवर अर्थात दुर्घटना के बाद के पहले घण्टे में ही इलाज मिल सके। लेकिन आप दोनों ने मेडिकोलीगल, जो इलाज प्रारम्भ किये जाने के दौरान भी हो सकता

था, उसकी बेरहम प्रक्रिया में ही दो घण्टे लगाकर उसे ऊपर पहुँचा दिया।

— अन्तराल —

(हाथ फटकारते हुए) अमानवीय है ये आपका मेडिकोलीगल का ढंग। एक तरफ घायल दर्द से छटपटा रहा होता है। उधर आप उसे मेडिकोलीगल के नाम पर पिलर टू पोस्ट (इधर से उधर) घुमा रहे होते हैं।

— अन्तराल —

मेडिकोलीगल का उद्देश्य तो क्राइम के सबूतों को सुरक्षित रख लेने के लिए होता है, ताकि उन्हें अदालत में सुनवाई के दौरान सबूत के रूप में पेश किया जा सके।

— अन्तराल —

जो घायल दर्द में दम तोड़ रहा हो, जिसके अपने उसके आस-पास न हों, जो अपनी माँ को याद कर रहा हो, उसके पास हमदर्दी की बजाय बेरहमी और उपेक्षा का व्यवहार घोर अमानवीयता है। वह भी सरकार की उन एजेन्सियों द्वारा जिन्हें जनता की गाढ़ी कमाई से एकत्र किये गये राजस्व से बने सरकारी कोष से मोटी तन्ख्वाह मिल रही हो। ये घोर अमानवीयता, दायित्वों के प्रति उदासीनता और लापरवाही है।

— अन्तराल —

मेडिकोलीगल का असली उद्देश्य तो घटना के शिकार हुए व्यक्ति को न्याय दिलाने के लिए होता है, न कि दुर्घटना के शिकार को ऊपर पहुँचाने के लिए। कानून की भाषा में ये गैर इरादतन कत्ल है।

— अन्तराल —

(कोतवाल की ओर इशारा करके) आप तो गैर इरादतन कत्ल के लिए इसके विरूद्ध आई.पी.सी. की धारा 304(ए) में एफ.आई.आर. दर्ज करेंगे और दिलवायेंगे इसे सजा; लेकिन (सीधे हाथ की तर्जनी उठाकर उपर-नीचे हिलाते हुए) गैर इरादतन कत्ल के इस केस में गुनहगार

ये अकेला नहीं है। इसके गुनहगार दो और हैं, जिनमें एक मृतक का बाप है और दूसरा श्वसुर है।

— अन्तराल —

(संवाददाता के चारों ओर एकत्र भीड़ में से आवाज आती है।) इन दोनों को इनके किये की सजा मिल गयी और (पहले आदमी की ओर इशारा करते हुए) ये निर्दोष है।

संवाददाता : आप ठीक कहते हैं। न्यायशास्त्र के मुताबिक सबूतों के अभाव में हजार गुनहगार भले छूट जायें, लेकिन एक बेगुनाह नहीं फंसना चाहिए। (पहले आदमी की ओर इशारा कर) ये बेगुनाह होने के साथ-साथ एक गुड सेमेरिटन (Good Samaritan) अर्थात नेक इंसान है। इसने न सिर्फ अपनी नैतिक जिम्मेदारी का निर्वहन किया है, बल्कि घायल को बचाने के लिए खुद को भी खतरे में डालकर हर संभव कोशिश की है। हमें ऐसे नौजवानों पर गर्व है, जो अपनी जान जोखिम में डालकर भी दूसरे को बचाने की कोशिश करते हैं।

— अन्तराल —

अधिकारी : (भीड़ में से निकलकर बाहर आता एक व्यक्ति) मैं परिवहन विभाग का अधिकारी हूँ। मैं आपको बताना चाहता हूँ कि (पहले आदमी की ओर इशारा करके) इस तरह के इंसानों को प्रोटेक्ट करने के लिए सरकार ने ऐसे गुड सेमेरिटन अर्थात नेक इंसान जो मार्ग दुर्घटना जैसी मुश्किल में फंसे व्यक्ति की मदद करता है, उसके बचाव के लिए गुड सेमेरिटन प्रोटेक्शन प्राविधान बनाया है।

संवाददाता : वह क्या हैं?

अधिकारी : गुड सेमेरिटन को उत्पीड़न से बचाने के लिए सरकार निर्देश देती है कि दुर्घटना के प्रत्यक्षदर्शी सहित कोई भी बाई स्टैण्डर या गुड सेमेरिटन किसी घायल व्यक्ति को निकटतम अस्पताल में लेकर जा सकता है। घायल को अस्पताल पहुँचाने वाले बाई स्टैण्डर या गुड सेमेरिटन

को तुरन्त जाने की अनुमति दे दी जायेगी। इतना ही नहीं उससे कोई प्रश्न भी नहीं पूछा जायेगा।

संवाददाता : ये तो बहुत अच्छी खबर है।

अधिकारी : इतना ही नहीं सड़क दुर्घटनाओं में पीड़ितों की मदद करने के लिए आगे आने वाले अन्य नागरिकों को प्रोत्साहित करने के लिए सरकार द्वारा ईनाम दिये जाने के लिए भी विचार किया जायेगा।

संवाददाता : दैट्स गुड।

अधिकारी : और हाँ, बाई स्टैण्डर या गुड सेमेरिटन किसी सिविल अथवा आपराधिक दायित्व के लिए उत्तरदायी नहीं होगा।

संवाददाता : और अगर कोई फोन करके सूचना देता है तो?

अधिकारी : यदि कोई बाई स्टैण्डर या गुड सेमेरिटन किसी घायल पड़े व्यक्ति के लिए पुलिस को सूचना देने या आपातकालीन सेवाओं हेतु फोन कॉल करता है तो उसे फोन पर या व्यक्तिगत रूप से उपस्थित होकर अपना नाम और व्यक्तिगत विवरण देने के लिए बाध्य नहीं किया जायेगा।

संवाददाता : इन निर्देशों के रहते हुए भी यदि कोई अधिकारी अपने पुराने ढर्रे से ही तेरा नाम क्या है, तेरे बाप का नाम क्या है आदि पूछता है या अन्य किसी प्रकार का दबाव बनाता है तो?

अधिकारी : तो ऐसे अधिकारी के विरुद्ध सम्बन्धित विभाग द्वारा दण्डात्मक कार्यवाही की जायेगी।

संवाददाता : अस्पताल के लोगों के लिए क्या-क्या निर्देश हैं?

अधिकारी : अस्पताल (सार्वजनिक/निजी) ऐसे नेक इंसान को नहीं रोकेंगे और न ही भर्ती अथवा इलाज के लिए भुगतान हेतु धनराशि की माँग करेंगे। इतना ही नहीं बल्कि तुरन्त घायल का इलाज शुरू कर देंगे।

संवाददाता : और अगर डॉक्टर ऐसा नहीं करता है तो?

अधिकारी : ऐसी स्थिति में डॉक्टर के व्यवहार को व्यावसायिक कदाचार माना जायेगा और डॉक्टर के विरुद्ध अनुशासनात्मक कार्यवाही की जायेगी।

संवाददाता : सरकार के इन निर्देशों का प्रचार दिखता नहीं है। ये निर्देश अस्पतालों में दिखने भी चाहिए। इसकी क्या व्यवस्थाएँ हैं?

अधिकारी : इसके लिए व्यवस्था की गयी है कि सभी अस्पताल अपने प्रवेश द्वार पर हिन्दी-अंग्रेजी और स्थानीय भाषा में उक्त चार्टर प्रदर्शित करेंगे जिसमें स्पष्टतया लिखा जायेगा कि वे बाई स्टैण्डर या गुड सेमेरिटन को रोकेंगे नहीं और न ही पीड़ित के उपचार के लिए उनसे धनराशि जमा कराने के लिए कहेंगे।

संवाददाता : पुलिस जाँच के सम्बन्ध में क्या निर्देश हैं?

अधिकारी : गुड सेमेरिटन यदि गवाह बनने का इच्छुक नहीं होता है तो उससे कोई पूछताछ नहीं की जायेगी।

संवाददाता : यदि कोई गवाह बनना चाहे और थाने के अन्दर जाने से भी बचना चाहे तो?

अधिकारी : तो जाँच अधिकारी द्वारा सादे कपड़ों में गुड सेमेरिटन की सुविधानुसार उसके आवास या कार्य-स्थल पर ही पूछताछ कर ली जायेगी।

संवाददाता : नेक इंसान को एक तरफ तो बहुत इज्जत दी जा रही है लेकिन क्या ये इज्जत उसे थाने के अन्दर प्राप्त होगी?

अधिकारी : जी हाँ, थाने में भी नेक इंसान के साथ सम्मानपूर्ण व्यवहार किया जायेगा। उसके साथ लिंग भेद अथवा धर्म एवं राष्ट्रीयता या जाति के आधार पर किसी प्रकार का भेदभाव नहीं किया जायेगा।

संवाददाता : न्यायशास्त्र का केन्द्रीय भाव भी तो यही है कि जीवन मूल्यों की रक्षा के लिए कभी कोई जोखिम उठाकर कार्य करे तो उसके साथ सम्मानजनक व्यवहार होना चाहिए और सबूतों के अभाव में गुनहगार भले छूट जाये लेकिन न्याय हित में कोई बेगुनाह नहीं फंसना चाहिए।

उम्मेद : (भीड़ में से आगे बढ़ता हुआ) मेरा नाम उम्मेद है और मैंने ही जीप वाले को रास्ता बताया था। मैं बस यही कहना चाहता हूँ कि यान्त्रिकता और मभाग भरे

जीवन का हाइवे जब निराश करता है तब जीवन मूल्यों का कच्चा दड़ा (कच्ची सड़क) ही मंजिल तक पहुँचाता है। ये कच्चा दड़ा भारत की आत्मा है। हमें इस पर गर्व है। अब मुझे उम्मीद है कि 'गोल्डन ऑवर' में ही सड़क दुर्घटनाओं में घायलों को सहायता पहुँचाने वालों की एक बड़ी फौज खड़ी हो जायेगी।

(सभी का मंच से प्रस्थान)

(पर्दा गिर जाता है।)

दृश्य-3

श्रद्धांजलि

स्थान - अस्पताल

समय - अपराह्न 8:20 बजे

पात्र

1. डॉक्टर, 2. नर्स, 3. पहला आदमी, 4. जीप वाला, 5. कोतवाल, 6. संवाददाता, 7. उम्मेद, 8. व्यापारी, 9. वकील, 10. विद्यार्थी, 11. सारजेंट, 12. दूसरा आदमी, 13. चौथा आदमी, 14. पाँचवाँ आदमी, 15. छठवाँ आदमी, 16. सातवाँ आदमी, 17. आठवाँ आदमी, 18. नौवाँ आदमी, 19. उम्मेद, 20. परिवहन अधिकारी

(मंच पर कुछ लोग मोमबत्तियाँ और कुछ लोग सड़क सुरक्षा सम्बन्धी स्लोगन लिखे बैनर हाथों में लिए हैं। पहले मोमबत्तियाँ लिए लोग पंक्तिबद्ध होकर खड़े हो जाते हैं और फिर स्लोगन पट्टिकाएँ लिए लोग एक-एक कर आगे आते हैं और मोमबत्ती लिए लोगों के पीछे लाइन बनाकर खडे हो जाते हैं।)

परिवहन अधिकारी : सड़कों पर तेज गति से चलने वाले वाहनों के माध्यम से हमने जीवन को जो गति दी थी उसने समाज में आर्थिक और सामाजिक विकास अवश्य किया लेकिन हमें अपनी सीमा में रहने का संकेत भी दे दिया है। युद्ध और बीमारियों से होने वाली मौतों की संख्या से सड़क दुर्घटनाओं में

मरने वालों की संख्या अधिक हो जाने के बाद आवश्यक हो गया है कि हम 'गति से पहले सुरक्षा' के सिद्धान्त पर भी काम करें। इस हेतु आज हम सड़क दुर्घटनाओं में कालकवलित हो चुके लोगों की आत्मा की शान्ति के लिए मोमबत्ती जलाकर परमापिता से प्रार्थना करते हैं कि भविष्य में सड़क दुर्घटना में हम से कोई न बिछुड़े। मगर इसके लिए हमें जिम्मेदार नागरिक बनना पड़ेगा।

(पीछे से एक-एक कर स्लोगन लिखे बोर्ड लिए हुए पात्र मंच पर आते हैं, क्षण भर रुकते हैं और आगे बढ़ जाते हैं।)

उम्मेद : (स्लोगन-पट्टिका दिखाते हुए ''हम जिम्मेदार नागरिक हैं।'')

वकील : (स्लोगन-पट्टिका दिखाते हुए ''बिना वैध ड्राइविंग लाइसेंस के मोटरगाड़ी नहीं चलायेंगे'')

दूसरा आदमी : (स्लोगन-पट्टिका दिखाते हुए ''दोपहिया वाहन चलाते समय हैलमेट का प्रयोग अवश्य करेंगे।'')

तीसरा आदमी : (स्लोगन-पट्टिका दिखाते हुए ''दोपहिया वाहन चलाते समय दो से अधिक नहीं बैठेंगे।'')

चौथा आदमी : (स्लोगन-पट्टिका दिखाते हुए ''कार चलाते समय सीट बैल्ट अवश्य बाँधेंगे।'')

पाँचवाँ आदमी : (स्लोगन-पट्टिका दिखाते हुए ''वाहन चलाते समय मोबाइल फोन पर बात नहीं करेंगे।'')

छठवाँ आदमी : (स्लोगन-पट्टिका दिखाते हुए ''जब तक नितान्त आवश्यक न हो, हॉर्न का प्रयोग नहीं करेंगे।'')

सातवाँ आदमी : (स्लोगन-पट्टिका दिखाते हुए ''ट्रैफिक लाइट लाल होने पर जेब्रा क्रॉसिंग से पहले वाहन रोकेंगे और ट्रैफिक लाइट पीली होने पर भी जेब्रा क्रॉसिंग पार नहीं करेंगे।'')

आठवाँ आदमी : (स्लोगन-पट्टिका दिखाते हुए ''हमेशा मौजूदा कतार में शामिल होंगे। अपनी खुद की नयी कतार नहीं बनायेंगे।'')

नौवाँ आदमी : (स्लोगन-पट्टिका दिखाते हुए ''सड़क पर गलत लेन में वाहन नहीं चलायेंगे।'')

विद्यार्थी : (स्लोगन-पट्टिका दिखाते हुए "सड़क पर निर्धारित गति सीमा के अन्दर ही अपना वाहन चलायेंगे।")

व्यापारी : (स्लोगन-पट्टिका दिखाते हुए "शराब सेवन के बाद वाहन नहीं चलायेंगे।")

जीप वाला : (स्लोगन-पट्टिका दिखाते हुए "अपने वाहन को केवल अधिकृत पार्किंग स्थल पर ही पार्क करेंगे।")

नर्स : (स्लोगन-पट्टिका दिखाते हुए "वाहन चलाते समय पैदल यात्रियों को सड़क पार करने में प्राथमिकता प्रदान करेंगे।")

रिसेप्शनिस्ट : (स्लोगन-पट्टिका दिखाते हुए "सड़क व सार्वजनिक स्थानों पर कूड़ा नहीं फेंकेंगे।")

पहला आदमी : (स्लोगन-पट्टिका दिखाते हुए "अपने माता-पिता, बच्चों, रिश्तेदारों, सह-कर्मियों, वाहन चालकों और परिचितों को अपनी तरह जिम्मेदार नागरिक बनने के लिए प्रेरित करेंगे।")

(सभी का मंच से प्रस्थान)
(हॉल की बत्तियाँ जल जाती हैं।)

(पर्दा गिर जाता है।)

परिशिष्ट

- **गोल्डन ऑवर :** दुर्घटना के बाद पहला घण्टा जिसमें उपचार द्वारा घायल व्यक्ति को होने वाली शारीरिक क्षति (खून का स्राव आदि) को रोका जा सके और जीवन रक्षा की संभावनाओं को बढ़ाया जा सके। सड़क दुर्घटनाओं में घायल व्यक्तियों को त्वरित चिकित्सा सहायता उपलब्ध कराने हेतु **'गोल्डन ऑवर'** में समुचित प्रयास किये जायें। ऐसी प्रत्येक सूचना पर स्थानीय पुलिस बल द्वारा मौके पर पहुँचकर पीड़ित व्यक्तियों को तत्काल उपयुक्त चिकित्सा सुविधाएँ उपलब्ध कराये जाने हेतु सभी प्रयास किये जायें।
- **कॉरपोरेट सोशल रेस्पोन्सिबिलिटी (सी.एस.आर.) :** कम्पनी अधिनियम, 2013 की धारा 135 में किये गये प्राविधान के अनुसार इस धारा में दिये गये मानक को पूर्ण करने वाली प्रत्येक कम्पनी को अपने शुद्ध लाभ का न्यूनतम 2 प्रतिशत कॉरपोरेट सोशल रेस्पोन्सिबिलिटी में आवश्यक रूप से व्यय किये जाने का प्राविधान कर दिया गया है।
- **गुड सेमेरिटन** (नेक इंसान) की रक्षार्थ भारत सरकार द्वारा 12 मई 2015 को भारत के राजपत्र संख्या 126 में सड़क परिवहन और राजमार्ग मंत्रालय (सड़क सुरक्षा) एवं 21 जनवरी 2016 को भारत के राजपत्र संख्या 28 में सड़क परिवहन और राजमार्ग मंत्रालय (सड़क सुरक्षा) अधिसूचना द्वारा सम्यक निर्देश जारी किये गये हैं। उक्त दोनों अधिसूचनाओं के अनुसार दुर्घटनाओं में प्रभावित व्यक्तियों के रक्षार्थ कार्य करने वाले नेक आदमियों को सुरक्षा (प्रोटेक्शन) प्रदान करने के लिए प्राविधान किया गया है।
- **सोलेसियम स्कीम** : मोटरयान अधिनियम, 1988 की धारा 163 के अधीन हिट एण्ड रन मोटर एक्सीडेंट के मामलों में प्रभावित पक्षकारों को क्षतिपूर्ति का भुगतान करने के दृष्टिगत बनी सोलेसियम स्कीम, 1989 के अन्तर्गत वे दुर्घटनाएँ आती हैं जिनमें दुर्घटना होने पर वाहन का पंजीयन चिन्ह ज्ञात

नहीं होता है। ऐसी स्थिति में दुर्घटना की तिथि से 6 माह के सम्बन्धित एस.डी.एम. को आवेदन किया जाता है जिसके आधार पर एस.डी.एम. द्वारा जाँच करके डी.एम. को रिपोर्ट दी जाती है। तब डी.एम. के आदेश पर बीमा कम्पनी द्वारा मृत्यु हो जाने की दशा में मृतक के वारिस को रु. 25,000/- एवं घायल व्यक्ति को रु. 12,500/- प्रदान किये जाते हैं।

- **ट्रामा सेंटर :** दुर्घटना के बाद बिना किसी कानूनी औपचारिकता के तुरन्त उपचार सुविधा प्रदान करने वाला अस्पताल जो प्रायः मुख्य मार्गों के किनारे होते हैं।
- **उत्तर प्रदेश मोटरयान कराधान अधिनियम के अन्तर्गत दुर्घटना राहत :** उत्तर प्रदेश मोटरयान कराधान अधिनियम, 1998 के नियम 30 के अन्तर्गत सहायता राशि- इसके अन्तर्गत किसी यात्री वाहन से यात्रा करते समय यदि यात्री की मृत्यु हो जाती है तो रु. 40,000/- एवं गंभीर रूप से घायल होने पर रु. 20,000/- की सहायता राशि जाँचोपरान्त डी.एम. की संस्तुति पर परिवहन आयुक्त द्वारा दी जाती है। यात्री वाहन से यात्री के अतिरिक्त किसी अन्य व्यक्ति की मृत्यु होने पर रु. 10,000/- एवं घायल होने की दशा में रु. 5,000/- की सहायता धनराशि प्रदान करने का प्राविधान है।
- 108 स्वास्थ्य सेवा की एम्बुलेंस की सूचना उपलब्ध है।
- **कांसेंट्रिक सर्किल्स यातायात के प्रभावी नियंत्रण हेतु त्रिस्तरीय व्यवस्था :**
    - **पहला स्तर :** सबसे बाहर के सर्किल तक भारी वाहनों को सीमित रखना।
    - **दूसरा स्तर :** इसके अन्दर के सर्किल तक हल्के वाहनों को सीमित रखा जाय।
    - **तीसरा स्तर :** सबसे अन्दर के सर्किल तक हल्के वाहनों को सीमित रखा जाये।
- **ब्लैक स्पॉट :** प्रायः दुर्घटना घटित होने वाला स्थल।
- **लाइफ सपोर्ट सिस्टम :** शरीर की जैविक क्रिया अर्थात सांस लेना, हृदय का चलना आदि को कृत्रिम सपोर्ट देकर चालू रखने की व्यवस्था जिसमें फेफड़े और हृदय का संचालन अवरुद्ध न होने पाये।
- **एडवांस लाइफ सपोर्ट सिस्टम :** लाइफ सपोर्ट सिस्टम को इलैक्ट्रॉनिक सिस्टम के साथ जोड़कर ब्रेन आदि की क्रियाओं की निगरानी और उन पर नियंत्रण।
- **स्टंट :** खतरनाक करतब दिखाना
- **रेट्रोरिफलेक्टिव टेप :** अंधेरे में भी रेडियम की चमक से दिखायी देने वाला टेप और उसकी चमक से गाड़ी/सड़क को देख लेना आसान हो जाता है।

- **सिमुलेटर :** सड़क पर ड्राइविंग ट्रेनिंग प्रारम्भ करने से पूर्व ड्राइविंग ट्रेनिंग संस्थानों में लगी सिमुलेटर नामक गाड़ी का प्रतिरूप जिसमें बिना मूवमेंट किये स्क्रीन पर सड़क पर वाहन चलाने जैसा अनुभव होता है।
- **दावा अधिकरण (क्लेम्स ट्रिब्यूनल) :** मृतक आश्रित द्वारा वाद दायर करने वाला कोर्ट- मोटरयान अधिनियम, 1988 के अध्याय 12 में दी गयी व्यवस्था के अन्तर्गत राज्य सरकार द्वारा राजपत्र में अधिसूचना द्वारा दावा अधिकरणों का गठन कर दिया गया है। इसके सदस्य माननीय उच्च न्यायालय/जिला न्यायालय के पदों पर नियुक्त रह चुके या पद हेतु अर्ह होने वाले व्यक्ति होते हैं जो मोटरयानों से हुई दुर्घटनाओं के सम्बन्ध में प्रस्तुत होने वाले दावों के प्रकरणों का निस्तारण करते हैं।

  उल्लंघन पर दण्ड : मोटरयान अधिनियम, 1988 के अध्याय 13 में विभिन्न अपराधों के लिए शास्तियाँ निर्धारित की गयी हैं। इनमें धारा 183 अत्यधिक गति से वाहन चलाने से सम्बन्धित है। इसी तरह धारा 184 खतरनाक तरीके से वाहन चलाने के दण्ड से सम्बन्धित है। धारा 185 मादक द्रव्य सेवन की दशा में वाहन संचालन पर दण्ड से सम्बन्धित है।
- **वर्ल्ड डे ऑफ रिमेम्बरेन्स ऑफ रोड सेफ्टी विक्टिम्स** (माह नवम्बर का तृतीय रविवार) पर मोमबत्तियाँ जलाकर सड़क दुर्घटनाओं में मृतकों को श्रद्धांजलि दिये जाने के समय ली जाने वाली **शपथ**।
  - हम यातायात सम्बन्धी समस्त नियमों का पालन करेंगे।
  - हम बिना 18 वर्ष की आयु पूर्ण किये तथा बिना वैध ड्राइविंग लाइसेंस प्राप्त किये किसी वाहन का संचालन नहीं करेंगे।
  - हम बिना हेलमेट के मोटरसाइकिल/स्कूटर नहीं चलायेंगे।
  - हम खतरनाक ढंग से वाहन का संचालन नहीं करेंगे।
  - हम वयस्क होने के पश्चात वाहन चलाते समय पैदल एवं साइकिल यात्रियों को सम्मान प्रदान करेंगे।
  - हम कभी भी नशे की स्थिति में वाहन का संचालन नहीं करेंगे।
  - हम वाहन चलाते समय मोबाइल फोन का प्रयोग नहीं करेंगे।
  - हम वाहनों पर स्टंट आदि नहीं करेंगे।
  - हम तेज गति से वाहन नहीं चलायेंगे।
- **हैलमेट की अनिवार्यता :** मोटरयान अधिनियम, 1988 की धारा 129 के

क्रम में केन्द्रीय मोटरयान नियमावली, 1989 के नियम 138(4) (एफ) के अनुसार दुपहिया वाहन की सुपुर्दगी क्रेता को करते समय डीलर/निर्माता द्वारा बी.आई.एस. मानक के हेलमेट की आपूर्ति किया जाना आवश्यक है। डीलर द्वारा इस आशय का प्रमाण पत्र भी जारी किया जायेगा जिसे पंजीयन के समय अनिवार्य रूप से प्रस्तुत किया जायेगा।

- **मोटरयान अधिनियम, 1988 की धारा 134 (क) के अन्तर्गत दुर्घटना और किसी व्यक्ति को हुई क्षति की दशा में ड्राइवर/डॉक्टर/मालिक का कर्त्तव्य :**

  (क) जब तक कि भीड़ के क्रोध के कारण या उसके नियंत्रण के परे किसी अन्य कारण से ऐसा करना व्यावहारिक न हो उसे निकटतम पंजीकृत चिकित्सा व्यवसायी या अस्पताल में ले जाते हुए आहत व्यक्ति के लिए चिकित्सीय ध्यान प्राप्त करने के लिए समुचित कदम उठायेगा और प्रत्येक पंजीकृत चिकित्सा व्यवसायी या अस्पताल में ड्यूटी पर तुरन्त उपस्थित चिकित्सक का कर्त्तव्य होगा कि बिना किसी प्रक्रियात्मक औपचारिकता की प्रतीक्षा किये चिकित्सीय सहायता इलाज देना करना कर्त्तव्य होगा जब तक कि आहत व्यक्ति, या उसके अवयस्क होने की दशा में, उसका संरक्षक, अन्यथा इच्छा प्रकट न करे।

  स्पष्टीकरण : इस धारा के प्रयोजनों के लिए, अभिव्यक्त ''चालक'' में यान का स्वामी भी सम्मिलित है।

- **मोटरयान अधिनियम, 1988 की धारा 185 :** किसी व्यक्ति द्वारा या **मादक दृव्य** के असर में होते हुए भी किसी भी व्यक्ति द्वारा मोटरयान चलाया जाता है और उसे विश्लेषण द्वारा परीक्षण किये जाने पर रक्त के प्रति 100 मिली लीटर में 30 मिलीलीटर से अधिक एल्कोहल पाया जाता है और वह मोटरयान पर अपना नियंत्रण रखने में असमर्थ है तो प्रथम अपराध के लिए कारावास जिसकी अवधि छह माह तक हो सकती है या जुर्माने से, जो दो हजार रूपये तक हो सकेगा अथवा दोनों के पश्चात अपराध के लिए उस दशा में जिसमें कि वह वैसे ही पूर्ववर्ती अपराध के किये जाने के तीन वर्ष के भीतर किया गया है, कारावास से जिसकी अवधि दो वर्ष तक हो सकेगी या जुर्माने से जो तीन हजार रूपये तक का हो सकेगा अथवा दोनों से दण्डनीय होगा।

- **दुर्घटना सम्बन्धी वैधानिक व्यवस्थाएँ**

  दुर्घटना सम्बन्धी महत्त्वपूर्ण फोन/वेबसाइट्स : 100 पुलिस, 108 स्वास्थ्य एम्बुलेंस, 112 पुलिस, 18001233127 एवं 18001233128 आगरा एक्सप्रेसवे, 1906 गैस लीकेज, 1033 एन.एच.ए.आई., Website : morth.nic.in

जिम्मेदार स्कूल पहल

1. अपने सभी छात्रों और स्टाफ के सदस्यों को जिम्मेदार नागरिक पहल में सम्मिलित होने के लिए प्रोत्साहित करें।
2. छुट्टी के समय छात्रों के स्कूल परिसर से बाहर निकलने के लिए एक से अधिक जितने भी गेट संभव हैं, खोले जायें।
3. प्रत्येक निकास द्वार को कक्षाओं के आधार पर बाहर निकलने हेतु वर्गीकृत कर दिया जाय।
4. छात्रों के लिए निर्धारित गेट के बाहर ही उनके वाहनों की पार्किंग की व्यवस्था करायी जाय। कारें, स्कूटर, मोटरसाइकिल तथा टैम्पो व बस आदि की पार्किंग के लिए अलग स्थान का निर्धारण किया जाय। प्राइमरी स्कूलों के बच्चों के लिए स्कूल के पास, मिडिल के छात्रों के लिए थोड़ा दूर तथा बड़े बच्चों के लिए थोड़ा और दूर वाहन की पार्किंग हेतु स्थान उनके निकलने के गेट के पास निर्धारित किये जा सकते हैं।
5. प्रत्येक छात्र के लिए निर्धारित वाहन के पार्किंग स्थल से अवगत करा दिया जाये। प्रत्येक छात्र को प्रेरित किया जाय कि वे अपने अभिभावकों तथा वाहन चालकों से इन व्यवस्थाओं का अनुपालन करायें तथा यह सुनिश्चित करें कि उनके वाहन उनके स्कूल गेट के एकदम सामने तक नहीं आने चाहिए। इस सम्बन्ध में बच्चों की डायरी में भी उन्हें स्पष्ट निर्देश दिये जाये।
6. स्कूल के स्टाफ तथा स्वयंसेवी छात्रों के समूह को बारी-बारी से दैनिक आधार पर इन व्यवस्थाओं के अनुपालन की निगरानी के लिए नामित किया जाय।
7. इन व्यवस्थाओं का पालन न करने वाले बच्चों को चिन्हित कर उन्हें समझाया-बुझाया जाय।
8. स्कूल, कॉलेज के प्रधानाचार्यों से सम्पर्क कर 18 वर्ष की आयु से पूर्व वाहन न चलाने के कानून का पूर्ण अनुपालन कराया जाये।

जिम्मेदार नागरिक पहल

1. जब तक आपके पास वैध ड्राइविंग लाइसेंस न हो आप मोटर गाड़ियों को नहीं चलायेंगे।
2. दोपहिया वाहन चलाते समय हैलमेट का प्रयोग करेंगे।
3. दोपहिया वाहन चलाते समय तीन सवारी कभी नहीं बैठायेंगे।
4. कार/चार पहिया वाहन चलाते समय सीट बैल्ट अवश्य पहनेंगे।
5. वाहन चलाते समय मोबाइल फोन/ ईयर फोन का प्रयोग नहीं करेंगे।
6. जब तक अत्यन्त आवश्यक न हो हॉर्न का प्रयोग नहीं करेंगे।
7. ट्रैफिक सिग्नल लाल होने पर सदैव जेब्रा लाइन से पहलं अपने वाहन को रोकेंगे तथा ट्रैफिक सिग्नल पीला होने पर भी जेब्रा लाइन क्रॉस नहीं करेंगे।
8. हमेशा मौजूदा कतार में शामिल होंगे और कभी भी अपनी खुद की एक कतार बनाने की कोशिश नहीं करेंगे।
9. सड़क पर गलत लेन में वाहन नहीं चलायेंगे।
10. सड़क पर निर्धारित गति सीमा के अन्दर ही अपना वाहन चलायेंगे।
11. शराब सेवन के उपरान्त कभी वाहन नहीं चलायेंगे।
12. अपने वाहन को केवल अधिकृत पार्किंग स्थल पर ही पार्क करेंगे।
13. वाहन चलाते समय पैदल यात्रियों को सड़क पार करने में प्राथमिकता प्रदान करेंगे।
14. सड़कों व सार्वजनिक स्थानों पर कूड़ा नहीं फेंकेंगे।
15. अपने माता-पिता, बच्चों, रिश्तेदारों, सह-कर्मियों, वाहन चालकों और परिचितों को अपनी तरह जिम्मेदार नागरिक बनने के लिए प्रेरित करेंगे।

प्रत्येक चालक के लिए सड़क सुरक्षा शपथ

1. मैं कभी भी शराब पीकर गाड़ी नहीं चलाऊँगा।
2. मैं हमेशा सीट बेल्ट पहनूँगा।
3. मैं हमेशा ड्राइविंग लाइसेंस और वाहन के अन्य प्रपत्र साथ रखूँगा।
4. मैं कभी भी वाहन चलाते समय मोबाइल पर बात नहीं करूँगा।
5. मैं सड़क के सिग्नल का पालन करूँगा।
6. मैं कभी भी वाहन को सड़क के बीच में खड़ा नहीं करूँगा और साथी यात्रियों से समय बहस नहीं करूँगा।
7. मैं कभी भी तेज गति से वाहन नहीं चलाऊँगा।
8. मैं सभी राहगीरों, खासतौर पर बुजुर्गों, महिलाओं, बच्चों, विकलांगों और सड़क पर घूमने वाले आवारा पशुओं पर खास ध्यान दूँगा।
9. मैं हमेशा एम्बुलेंस और अग्निशमन वाहन को आगे जाने के लिए तुरन्त साइड दूँगा।
10. मैं कभी भी सड़क की गलत साइड से ओवरटेकिंग नहीं करूँगा।
11. मैं आँखों की नियमित रूप से जाँच कराता रहूँगा।
12. मैं थका हुआ या तनावग्रस्त होने पर वाहन नहीं चलाऊँगा।
13. मैं वाहन का दुरूपयोग नहीं करूँगा। मैं उसकी अच्छी तरह से देखभाल करूँगा।
14. मैं क्लच का सही इस्तेमाल करके ईंधन की बचत करूँगा।

15. मैं वाहन की नियमित जाँच तथा सर्विस कराऊँगा ताकि वह पर्यावरण को प्रदूषित न करे।

16. मैं स्कूल, अस्पताल जैसे हॉर्न निषिद्ध जैसे क्षेत्रों में कभी भी हॉर्न नहीं बजाऊँगा।

17. मैं लेन के अनुशासन का पालन करूँगा।

18. मैं सड़क सुरक्षा और यातायात के सभी नियमों का पालन करूँगा।

19. मैं वाहन पर बैठते और उसमें से बाहर निकलते समय अपनी और वाहन की सवारियों की देखभाल करूँगा।

20. मैं कभी भी वाहन चलाते समय शराब एवं नशीली दवाओं को प्रयोग नहीं करूँगा।

21. मैं कभी भी वाहन चलाते समय तेज संगीत नहीं बजाऊँगा तथा वीडियो या पिक्चर भी नहीं देखूँगा।

22. मैं वाहन वर्ग के लिए निर्धारित गति से अधिक तेज वाहन नहीं चलाऊँगा।

23. मोटरसाइकिल या तिपहिया वाहन चालक हर समय अपने दोनों हाथों से हैण्डल पकड़कर रखेगा।

24. दो पहिया वाहन चालक स्वयं भी हेलमेट लगायेगा और पीछे की सवारी को भी हेलमेट लगाकर ही यात्रा करेगा।

प्राथमिक सहायता

दुर्घटना होने पर चिकित्सक या एम्बुलेंस के आने से पहले जो राहत कार्य या उपचार किया जाता है उसे प्राथमिक सहायता कहते हैं। प्राथमिक सहायता का प्रमुख उद्‌देश्य दुर्घटना की वजह से लगी चोट के प्रभाव को बढ़ने से रोकना तथा घायल व्यक्ति के जीवन की रक्षा करना है।

दुर्घटना होने के एक घण्टे के भीतर का समय अत्यन्त महत्त्वपूर्ण होता है। इसे 'गोल्डन ऑवर' कहते हैं। यदि इस एक घण्टे के भीतर घायल को चिकित्सीय सहायता प्राप्त हो जाती है तो उसकी जान बच जाने एवं शीघ्र स्वस्थ होने की संभावना काफी बढ़ जाती है।

प्राथमिक सहायता की प्रक्रिया

- सर्वप्रथम दुर्घटनाग्रस्त व्यक्ति को दुर्घटना स्थल से दूर ले जायें ताकि घायल एवं सहायता करने वाला व्यक्ति सुरक्षित रहे।
- घायल व्यक्ति को हिलाकर पूछें कि क्या वह ठीक है। यदि कोई प्रतिक्रिया नहीं दे तो सहायता के लिए 108 (एम्बुलेंस) या 100 (पुलिस) नम्बर पर सूचित करें।
- दुर्घटना स्थल का पूरा पता व घायलों की सही संख्या के बारे में सम्पूर्ण जानकारी दें।
- कैरोटिड (गर्दन के पास) या रेडियल (कलाई के पास) नाड़ी (पल्स) चैक करें। यदि पल्स नहीं चल रही हो तो तुरन्त सी.पी.आर. की प्रक्रिया प्रारम्भ करें।
- सी.पी.आर. की प्रक्रिया प्रारम्भ करने से पूर्व घायल की गर्दन अवश्य सीधी कर लें। (चित्र 1)

- सी.पी.आर. के लिए छाती के बीचो-बीच स्टर्नम हड्डी के ऊपर दोनों हथेली रखकर दबाव देना शुरु करें। छाती पर 30 बार दबाव दें और 2 बार मुँह से मुँह में सांस दें।
- पल्स आने या चिकित्सीय सहायता के पहुँचने तक यह प्रक्रिय जारी रखें।
- यदि कहीं से खून का बहाव हो रहा है तो घाव को साफ करें एवं कसकर पट्टी बाँधें। सिर, गर्दन अथवा छाती से खून का बहाव रोकने के लिए कपड़े से दबाकर रखें।
- हड्डी टूटने के मामले में चोटग्रस्त अंग पर लकड़ी बाँधकर स्थिरता प्रदान करें।
- सिर पर चोट लगने की वजह से यदि बेहोश हो जाये तो उसे रिकवरी पोजिशन (बायीं करवट) में लिटायें।

❐❐